Votre santé dans le monde d'après

Dr Gérald Kierzek

Votre santé dans le monde d'après

éditions du
ROCHER

Éditions du Rocher
28, rue Comte Félix-Gastaldi – BP 521 – 98015 Monaco

www.editionsdurocher.fr

ISBN : 978-2-268-10673-1
EAN epub : 9782268107202

« J'ai décidé d'être heureux,
parce que c'est bon pour la santé. »
Voltaire

« Quand vous hésitez entre deux opinions, choisissez
celle qui a le plus petit nombre
de partisans, vous avez des chances
de choisir la bonne. »
Pr Jean Bernard

Anticorps, anosmie, asymptomatique, comorbidité, coronavirus, épidémiologie, immunité, maladie, naso-pharyngé, réanimation, sérologie, symptôme, thrombose, vaccin, virus. Depuis deux ans, tant de mots ont été prononcés, tantôt à raison, tantôt à tort, dans un flot continu d'informations elles-mêmes parfois justes, mais trop souvent incohérentes et anxiogènes.

Sans exception, tous ces mots existaient avant l'irruption de la Covid-19 dans nos vies, mais il semble que la sidération des premières semaines, a plongé notre pays, l'Europe, le monde, dans une confusion globale durable ; comme si les mots, soudain, prenaient une nouvelle signification du fait de l'apparition du virus. Comme si plutôt que nous éclairer, ces mots n'étaient plus qu'arguments, preuves, invectives, menaces.

Entre le moment où j'écris ce livre, et celui où vous le recevrez, je ne sais dans quelle situation sanitaire nous serons ; car contrairement à d'autres, je ne pense pas la médecine en tant que prédiction. Quelle que soit cette situation, il m'a paru fondamental de m'éloigner des temps hystériques et de revenir à l'origine : le langage.

Parce que l'on ne peut pas penser correctement si l'on n'emploie pas les mots justes ; parce que l'on ne peut pas penser cette crise, et en sortir, si l'on ne comprend pas de quoi l'on parle ; parce que l'on ne peut pas construire demain en répétant les mêmes fautes et les mêmes erreurs qu'hier.

Choisir chaque mot de ce livre m'a permis de prendre du recul et de retrouver, à travers chacun d'entre eux, ce qui constitue l'un des fondements de la médecine : l'humilité.

L'écrire fut une occasion rare de goûter à nouveau le plaisir pur de transmettre et de partager ce que je sais, ce que je vis et ce qui m'anime quotidiennement en tant que médecin. Ainsi, plutôt qu'un ouvrage de médecine, j'ai voulu ce livre comme un dialogue entre nous, au sein duquel chaque mot, au-delà de sa définition, est une clef permettant de s'interroger, de réfléchir et d'agir pour notre santé de demain.

Voilà l'ambition de ce livre : que chaque mot permette à chacun de comprendre ce qu'est et ce que recouvre la santé ; ses enjeux, au premier rang desquels figure la prévention ; ses déterminants, dont la médecine est sans aucun doute l'un des plus évidents et pourtant l'un des plus complexes. Car oui, n'en déplaise à certains, la médecine est un art et une science complexe, exigeant, requérant sérénité, prudence et mesure. En somme, le contraire de ce à quoi nous assistons depuis deux ans.

Comme vous le lirez, la Covid-19 n'est pas un aboutissement ici, mais bien souvent un point de départ de réflexion, d'analyse, de perspective et de solution, à la fois sur ce qu'elle est en tant que maladie mais aussi et surtout sur ce qu'elle dit de nous et révèle de notre santé.

Car oui, cette maladie a été et est le révélateur de deux états de santé en crise profonde : celui des populations et celui des systèmes de santé.

La Covid-19 est la maladie des comorbidités telles que l'obésité, l'hypertension artérielle, les maladies respiratoires, cardiaques ou encore le diabète. Que sont ces pathologies sinon celles qui affectent majoritairement nos sociétés modernes ? Que sont-elles sinon des pathologies chroniques en constante augmentation depuis au moins 30 ans ? Ne sont-elles pas elles-mêmes révélatrices de modes de vie délabrés par les inégalités, les charges de travail, le stress, une mauvaise hygiène de vie ou encore des environnements détériorés ? Alors posons-nous la question : quelle est donc cette maladie, sinon la rencontre entre un virus et ces maladies chroniques ?

Je ne cesserai de le répéter tout au long de ce livre : la prévention est l'une des clefs permettant à chacun de se prémunir contre ces pathologies. Mais seule, elle n'est évidemment pas suffisante ; et si en plus elle n'est pas accompagnée par des politiques de santé publique dignes de ce nom, elle demeure impuissante.

C'est donc cela qu'a également révélé la Covid-19 : un système de santé malade. Une crise structurelle globale caractérisée par le manque de structures médicales de proximité, le manque de lits, le manque de soignants, le manque de personnels, le manque d'intelligence, le manque d'anticipation, le manque de courage, le manque de considération. Le manque de confiance.

Activité physique adaptée

Disons-le franchement : l'injonction « manger – bouger » est une tarte à la crème ! Pourquoi ? Parce que, en fonction de notre âge, de notre situation sociale, du temps dont nous disposons et bien sûr de notre état de santé, nous ne pouvons pas « manger – bouger » de la même façon.

L'activité physique ce n'est pas que le sport ; ce sont tous les mouvements réalisés dans la vie quotidienne. La sédentarité, dont l'étymologie nous renvoie au fait d'être assis, signifie ne pas bouger. Combinée à une mauvaise alimentation, elle est un des facteurs de risque majeurs de mauvaise santé. Elle a par exemple pour conséquences maux de dos, maladies neurodégénératives, cardiovasculaires ou encore cancers. Bouger est donc une nécessité pour tous. Le but n'est pas de devenir marathonien, c'est pour cela que l'on parlera d'activité physique adaptée. Adaptée à nos états de santé, en termes de fréquence, de rythme, de maux, de pathologies et de maladies dont nous pouvons souffrir. Une jeune femme de 25 ans, en pleine santé, ne pratiquera pas de la même façon une activité physique qu'un homme de 75 ans souffrant d'arthrose. Une femme de 60 ans atteinte d'obésité et un homme de 40 ans souffrant de mal de dos non plus. Cependant, toutes et tous doivent pratiquer. Car la pratique d'une activité physique est un formidable *booster* de l'immunité, à long et à court terme. Elle produit une meilleure circulation sanguine, une meilleure oxygénation et agit sur l'état psychique grâce à la libération d'endorphines, des molécules sécrétées par le cerveau, produisant une sensation de bien-être. Elle est donc un bienfait pour soi, mais aussi un enjeu de santé publique.

En France, un décret du 30 décembre 2016, dit « sport sur ordonnance », stipule qu'il est possible pour un médecin traitant de prescrire une activité physique, mais uniquement pour les patients atteints d'une affection de longue durée. De plus, cela n'est pas remboursé. Au niveau national, la prévention demeure donc le parent pauvre de notre système de santé, alors qu'elle devrait en être l'un des fondements. En Suède par exemple, le programme « Suède en mouvement », initié en 2001, a permis d'augmenter l'activité physique de toute la population, avec un impact majeur sur certaines populations « prioritaires » telles que les personnes âgées, les patients atteints de maladies chroniques, d'autres avec des facteurs de risque ou encore les populations défavorisées au niveau socio-économique.

Qu'attendons-nous pour faire de même lorsque l'on sait les ravages causés par la sédentarité ? En France, 54 % des hommes et 44 % des femmes sont en situation de surpoids[1] ou obèses.

Tandis qu'ils passent en moyenne 4 h 30 devant les écrans, les 11-17 ans pratiquent moins de 20 minutes d'activité physique par jour. Et je pourrais vous citer d'autres exemples tout aussi choquants ! Mais il ne sert à rien de se lamenter et nous devons agir, à l'image de ce que fait,

---

1. Avec un IMC compris entre 25 et 30 selon l'assurance maladie.

par exemple, la région Centre-Val-de-Loire avec la mise en place du dispositif « Sport Santé Bien-Être en région Centre-Val-de-Loire ». Un programme d'envergure, intelligent et ciblé, s'adressant à la fois aux personnes souffrant de pathologies et de maladies, comme à celles et ceux désirant pratiquer une activité physique pour leur bien-être. Dans les deux cas, elle est adaptée, car la prévention, quoi qu'on en dise, se fait à tous les âges et dans toutes les situations.

Et je ne reviens pas sur l'ineptie des restrictions d'activité sportive pendant le confinement: 38 % des Français ont diminué leur activité physique. Gageons que l'on apprenne de nos erreurs!

Les recommandations sont les mêmes pour la population générale (Santé Publique France 2019) et pour les patients atteints de cancer. Le plus important, c'est de débuter progressivement et d'être ensuite régulier dans la pratique. Il est recommandé de pratiquer pour les adultes :

– Au moins 30 minutes par jour d'activité physique cardio-respiratoire d'intensité modérée à élevée, au moins 5 jours par semaine.

– Au moins 2 séances par semaine de renforcement musculaire, associé à des exercices d'assouplissement.

Aération

Vous souvenez-vous, en mars-avril 2020, au début de la Covid-19, lorsque certains vous disaient qu'il fallait désinfecter vos courses et vous-même à l'eau de javel ? J'exagère à peine. L'impression était bien celle d'une décontamination comme dans le plus mauvais film d'anticipation.

Ceux qui me lisent ou m'écoutent le savent : il faut tirer le rideau et en finir avec ce « théâtre de l'hygiène » auquel nous assistons encore aujourd'hui.

Face à tout virus respiratoire, l'aération est fondamentale. Car l'enjeu, dans ces situations closes, est de diminuer la concentration virale, la quantité de germes vivants (*inoculum*), donc de renouveler l'air. Ce n'est pas de la médecine, c'est de la dynamique des flux. Et dans le cas de la Covid-19, qui est un virus respiratoire, le même geste est nécessaire. La Covid-19 n'entre pas par les fenêtres. Il s'invite chez nous, accompagnant celle ou celui qui le porte, il se répand dans l'air et se transmet par aérosolisation. Ouvrir régulièrement les fenêtres permet donc, dans le cas de la Covid-19, de se dispenser de masques en intérieur par exemple.

Plus généralement, nous gagnerions chaque année, lors des saisons froides synonymes d'apparition de virus, ou lorsque surviennent les premières allergies de printemps, à aérer nos espaces régulièrement dans la journée. Là encore, je me répète et ne cesserai de le faire, c'est une question de prévention ; pour soi, pour autrui et pour une meilleure santé publique.

Donc, 10 minutes matin, midi et soir. Cette prescription-là est simple ; de plus, aérer en toutes saisons, permet de réduire la consommation d'énergie. Et c'est gratuit !

Âge chronologique / physiologique

Génétiquement, nous ne sommes pas tous égaux.

En fonction de notre âge, de notre situation, de notre mode de vie, notre physiologie varie. Ainsi, l'âge chronologique, qui correspond au nombre d'années écoulé depuis notre naissance, ne correspond pas nécessairement, loin s'en faut, à notre âge physiologique. Alors, qu'est-ce que l'âge physiologique ? Selon mon confrère, le docteur Christophe de Jaeger, fondateur de l'Institut du même nom, « l'âge physiologique, ou âge biologique ou âge fonctionnel, reflète l'état physiologique ou fonctionnel exact de l'individu ». Bien sûr, il est possible que nos deux âges correspondent, mais je ne vous le cache pas, fréquemment, ce n'est pas le cas.

Alors, si cela peut nous permettre de résoudre une des énigmes les plus fondamentales de l'histoire de l'humanité qui consiste à s'interroger, tantôt réjoui, tantôt embarrassé, sur celle-ci ou celui-là qui ne fait pas son âge, cela ouvre surtout des perspectives extraordinaires en matière de prévention et de dépistage. Car désormais, nous sommes capables de mesurer notre âge physiologique. Comme le souligne le docteur de Jaeger, « les critères de choix de paramètres de mesure de l'âge physiologique sont multiples ». Ils doivent varier selon l'âge, s'intéresser à une ou plusieurs fonctions physiologiques essentielles ou bien encore mesurer une fonction importante. La fréquence cardiaque, le cholestérol dit total et le LDL (*low density lipropoteins – lipoprotéines de faible densité*), la mesure de la consommation d'oxygène à l'effort, l'obésité abdominale, la durée d'équilibre sur une jambe les yeux fermés ou la rigidité des artères sont, parmi d'autres, des outils permettant de déterminer notre âge physiologique.

Vous l'aurez compris, non seulement il ne s'agit pas de science-fiction, mais il n'est pas question non plus de faire disparaître nos rides ! L'enjeu est d'analyser, de prévenir, d'agir et de ralentir le vieillissement du système immunitaire. Autrement dit, de calculer notre âge physiologique afin de cibler la prévention nécessaire et en fonction, de mesurer les résultats des efforts de prévention.

Inéluctable, l'âge chronologique n'est plus un couperet car il devient possible de remonter le temps. Imaginez qu'à 40 ans, l'on découvre que vous avez l'âge physiologique d'une personne de 55. Mauvaise nouvelle ? Eh bien non ! Grâce au calcul de votre âge physiologique, l'on peut agir en amont et le faire baisser. Et le cercle devient vertueux : la prévention devient positive, constructive. C'est anxiolytique. Donc bon pour le moral, donc pour le système immunitaire.

La science est même capable de mesurer sur nos chromosomes notre état de santé ! L'ADN de l'extrémité des chromosomes est appelé télomère et raccourcit avec l'âge, l'inflammation et le stress. Et des télomères courts sont associés à un risque élevé de maladies liées à l'âge. La bonne nouvelle ? Grâce à la prévention, ils rallongent et l'espérance de vie aussi.

À ce titre, la Covid-19 doit constituer un tournant dans notre réflexion et notre prise en charge des patients, car quelle est-elle sinon la rencontre entre une maladie virale et un âge physiologique ? Claude Bernard, éminent physiologiste du XIXe siècle, ne disait-il pas : « Le microbe n'est rien, le terrain est tout » ?

Agueusie

Le mot « agueusie », pas plus que le terme « anosmie », n'est pas né avec la Covid-19. Il est apparu dans la première moitié du XIXe, et signifie l'absence de goût. Plus précisément, il s'agit d'une absence de goût d'un point de vue quantitatif, et non qualitatif; dans ce cas, on parlera de dysgueusie.

En cette période épidémique de Covid-19, l'agueusie et/ou l'anosmie signent de manière quasi certaine la contamination. Un test permettra de la confirmer mais en l'attendant isolez-vous. Et rassurez-vous : les symptômes peuvent durer mais goût et odorat reviennent.

En dehors de la Covid-19, nombreuses sont les causes pouvant provoquer cette perte partielle ou totale du goût pendant une période plus ou moins longue. Le manque d'hygiène bucco-dentaire, l'âge, des infections virales comme le rhume ou la pneumonie, des maladies buccales, le tabac, une lésion nerveuse, certains cancers ou certains médicaments contre l'hypertension artérielle ou l'insuffisance cardiaque, par exemple, peuvent être responsables de cette altération des papilles gustatives.

À l'exception d'une agueusie due à une lésion nerveuse ou à la vieillesse, cette affection se traite au cas par cas et son traitement varie en fonction des causes l'ayant provoquée : d'une meilleure hygiène bucco-dentaire à la modification de traitements médicamenteux dans le cadre de protocoles spécifiques ; de l'arrêt du tabac à la prescription de médicaments. Bref : de quoi goûter et jouir à nouveau des plaisirs du palais !

Alcool

L'alcoolisme est une maladie évitable et pourtant elle est un des causes majeures de mauvaise santé. Elle est une addiction et peut provoquer des maladies digestives, neurologiques ou cardiovasculaires, des cancers et des troubles cognitifs. Elle est la deuxième cause de mortalité évitable en France après le tabac. Sur ce point, les chiffres parlent d'eux-mêmes : 39 % des cas de cancers, 24 % des maladies cardiovasculaires ou encore 13 % des accidents ou suicides sont causés par l'alcoolisme. Arrêtons-nous là pour les chiffres effrayants, et essayons plutôt d'analyser et de comprendre ce qu'est l'alcoolisme.

Tout d'abord, disons-le nettement : c'est l'envie irrépressible, compulsive, de consommer de l'alcool qui caractérise ce que l'on qualifie d'alcoolodépendance. Celle-ci se définit également soit par une prise régulière ou excessive, et parfois même en quantité importante tous les jours. Le phénomène de *binge drinking*, que nous connaissons depuis quelques années, majoritairement au sein des jeunes générations, est une manifestation de l'alcoolodépendance. De même, quelqu'un qui ne boirait pas d'alcool pendant un mois, et qui, la semaine suivante, consommerait plus que de raison, serait également diagnostiqué comme alcoolodépendant. Parce que cette consommation soudaine pourrait être la manifestation d'un manque.

Vous l'avez compris, il existe des signes d'alerte. Heureusement, des outils existent afin d'évaluer sa consommation d'alcool, tel *alcoolinforservice.fr*.

Sauf à souffrir d'une dépendance ou d'une maladie liée à l'alcool, il n'est pas question ici de prohiber toute consommation d'alcool. Toutefois, Santé Publique France et l'Institut national du cancer ont établi une valeur repère pour les femmes et les hommes. Celle-ci est de 10 verres d'alcool standard par semaine, maximum, sans dépasser 2 verres par jour. Pour les personnes de plus de 65 ans, l'organisme tolérant moins bien l'alcool, cette valeur descend à un verre quotidien, avec des jours sans consommation.

Pour les jeunes générations, attention aux « prémix », ces boissons sucrées mélangées à de l'alcool qui, parce qu'elles ont des arômes souvent fruités, masquent l'alcool, et aux boissons énergisantes – lesquelles contiennent des excitants –, entraînant souvent une forte consommation d'alcool, car elles diminuent ses effets sur l'organisme.

En toxicologie comme en nutrition, c'est la dose qui fait le poison. C'est évidemment vrai pour l'alcool ; ça l'est également pour l'alimentation.

Alimentation

« Que ton alimentation soit ta première médecine », écrivait Hippocrate. Aujourd'hui, lorsque l'on n'est pas dans le cadre d'un régime amaigrissant, bien manger signifie manger moins et mieux.

Le secret d'une bonne alimentation réside sur trois piliers fondamentaux : l'appétit, le besoin nutritionnel et le plaisir. De fait, il n'existe pas de régime alimentaire miracle pour bien manger. Cependant, bien manger signifie manger varié et équilibré.

Donc manger de tout, en quantité raisonnable ou adaptée, en privilégiant bien sûr, et ça vous le savez, les légumes, les légumineuses, les féculents, les fruits, les poissons gras et non gras, les œufs, les huiles de colza, d'olive ou de pépin de raisin ; en limitant les produits gras, salés, sucrés tels que les bonbons, les chips, les biscuits apéritifs, les boissons sucrées ou la charcuterie pour ne citer que les plus connus ; et, cela va sans dire, en évitant les produits transformés ou ultra-transformés tels qu'on les trouve dans les rayons des grandes surfaces alimentaires ou à la carte des restaurants. Les dernières recommandations préconisent désormais de réduire viandes et charcuteries.

Au-delà du coup de gueule, il convient d'opérer une différence entre les premiers et les seconds. Car dans la catégorie des produits transformés ou peu transformés, vous verrez les pâtes, le pain, le fromage ou bien les légumes en conserve. Mais dans la seconde catégorie, vous trouverez le pain industriel, les repas surgelés, certaines céréales pour le petit-déjeuner ou encore des biscuits salés et sucrés. Au supermarché, dites-vous que plus la liste des ingrédients (et composants) est longue et incompréhensible, et plus il faut fuir. De même, pour les accroches telles que riche en ceci, pauvre en cela, sans ceci ou allégé en cela. Quant aux emballages qui présentent des personnages connus ou reconnus par vos enfants, cela s'appelle du marketing, pas de l'alimentation.

Alors, oui, j'entends déjà celles et ceux pour qui cuisiner des produits bruts et de saison est difficile ; soit par manque de temps, d'envie ou de talent ! Sachez que pour vous aider lors de vos achats dans les grandes surfaces alimentaires, le logo Nutri-Score est un très bon outil qui vous renseigne sur les qualités nutritionnelles de chaque produit. Il vous permet de comparer les produits d'un même rayon et de marques différentes.

Dans tous les cas, n'hésitez pas à consulter le site *mangerbouger.fr*. Les nombreuses rubriques pourront répondre à toutes vos questions et notamment la fabrique à menus pour composer des menus sains et gourmands en fonction de vos besoins de votre mode de vie.

Apnée du sommeil

En France, le SAHOS ou Syndrome d'apnées-hypopnées obstructives du sommeil touche 4 % de la population, et 2 % des enfants entre 2 et 6 ans.

Il se caractérise par des troubles respiratoires dus à des pauses ou des réductions fréquentes de la respiration pendant le sommeil. Elles peuvent se produire jusqu'à une centaine de fois par nuit, provoquent un manque d'oxygène dans le cerveau, lequel réagit et occasionne des « microréveils » dont nous n'avons pas conscience. Dans la journée, cela peut entraîner des somnolences. La nuit, ronflements, sommeil agité ou troubles de la respiration doivent attirer l'attention. Plus généralement, cela provoque également des troubles de la concentration, de la mémoire ou de l'humeur. Et à long terme, le SAHOS peut favoriser l'hypertension artérielle, l'insuffisance cardiaque ou les accidents vasculaires cérébraux (AVC). Les facteurs de risque sont connus : le surpoids, l'obésité, l'âge, les problèmes ORL, les terrains allergiques. Les hommes sont deux fois plus exposés que les femmes, tandis que ces dernières sont plus exposées après la ménopause. La consommation de tabac, d'alcool ou de sédatifs peut aggraver les symptômes.

Le sujet est donc sérieux et a trop longtemps été sous-estimé. Mais nous progressons et il est désormais possible, après consultation chez votre médecin généraliste, de procéder à un bilan du sommeil dévoilant une cartographie qui va dessiner la qualité de votre sommeil, en mesurant le nombre d'apnées-hypopnées par heure de sommeil. Mesuré entre 5 et 15, le syndrome est léger. Entre 16 et 30, modérée. Et au-delà de 30, sévère.

Attention : tel symptôme ne signifie pas nécessairement syndrome. Mais si cela persiste ou si celle ou celui qui partage votre lit vous le fait remarquer, pensez à consulter.

Le choix du traitement dépend de la sévérité de la maladie et du mode de vie. Mais les mesures hygiéno-diététiques (perte de poids, arrêt du tabac, activité physique...) sont toujours indispensables. Contre les apnées et pour votre santé globale !

Anosmie

L'anosmie est la perte de l'odorat. Parfois accompagnée par l'agueusie, elle n'est pas non plus l'apanage de la Covid-19. Cette pathologie est souvent liée à une altération des cellules de la muqueuse olfactive, du nerf olfactif ou du centre nerveux olfactif. Elle peut être congénitale ou la conséquence d'infections virales – telles que la sinusite, le rhume, la rhinite –, ou bien de traumatismes, de traitements médicamenteux contre des cancers – avec, par exemple, une intoxication –, ou encore de pathologies neurologiques comme les maladies d'Alzheimer et de Parkinson.

Là encore, les prises en charge sont différentes mais, en cas de perte subite d'odorat, il faut consulter votre médecin ; à plus forte raison lorsqu'elle n'est pas due à ce que nous connaissons pendant les saisons froides majoritairement. Ainsi, en fonction des cas, des traitements à base de cortisone inhalée, des antibiotiques ou même des cures thermales peuvent permettre de retrouver ce sens merveilleux, chéri par les poètes. Enfin, et on le voit lorsqu'elle est liée à la Covid-19, l'anosmie peut être traitée par des séances de rééducation olfactive grâce à l'inhalation de parfums et d'huiles essentielles. Ce symptôme dure en général une dizaine de jours mais dans 10 à 15 % des cas, il peut perdurer plusieurs mois.

Anticoagulant

Un médicament anticoagulant permet de fluidifier le sang. Les anticoagulants ont de nombreuses utilités pour prévenir les thromboses veineuses, c'est-à-dire la formation de « caillots » dans le système veineux.

On distingue deux types de caillots : en situation normale, ceux servant à colmater les brèches dans les vaisseaux sanguins conséquemment des lésions, de manière à stopper l'hémorragie. En situation pathologique, ils obstruent partiellement ou totalement un vaisseau, empêchant le sang d'alimenter en nutriments et en oxygène les organes se trouvant au-delà, ce qui peut mener à la mort, par AVC ou embolie pulmonaire par exemple. On parle donc de thrombose.

À doses dites « curatives », les anticoagulants sont utilisés par exemple chez les porteurs de prothèses valvulaires cardiaques ou en traitement des embolies pulmonaires. Mais c'est surtout à doses dites « préventives » qu'ils sont le plus souvent administrés, notamment lors d'une hospitalisation ou si le patient est amené à peu voire à ne pas bouger. En effet, on observe dans ce cas un état d'hypercoagulabilité du sang qui peut être prévenu grâce à l'usage des anticoagulants. Cet état d'hypercoagulabilité est engendré également lors des états pro-inflammatoires.

La Covid-19 n'échappe pas à la règle et si, au début de l'épidémie, beaucoup de patients sont décédés de thromboses, il est maintenant admis, lors de la prise en charge des patients atteints de la Covid-19, que soit mise en place rapidement une anticoagulation préventive simple ou renforcée, c'est-à-dire à des doses plus ou moins élevées selon l'appréciation du risque thrombotique du patient. Car face à ce risque thrombotique, il y a le risque hémorragique, qu'il faut savoir apprécier également. En cela, la Covid-19 a eu des conséquences qui n'étaient pas si nouvelles que ça. Car les personnes atteintes, je le rappelle, ne meurent pas du virus, mais bien des complications infectieuses, de syndromes inflammatoires généralisés ou d'embolies pulmonaires qui sont une thrombose des artères pulmonaires.

Aucun médicament n'est anodin et cela est d'autant plus vrai en ce qui concerne les anticoagulants. Comme tout acte médical, on en revient à apprécier pour chaque patient la « balance bénéfice-risque » rendue populaire auprès du plus grand nombre à la lumière de la Covid-19 mais qui constitue probablement l'essence du travail du médecin.

Anticorps

Voilà un mot que nous entendons régulièrement, prononcé parfois à tort et à travers, générateur de fantasmes médiatiques.

Les anticorps sont des protéines du système immunitaire qui détectent, se fixent et éliminent les agents pathogènes d'un virus, d'une bactérie ou d'un cancer. Ils sont sécrétés et produits par les lymphocytes B, des globules blancs intervenant dans l'immunité dite humorale, celle qui agit contre les agents infectieux extracellulaires.

Lorsque nous rencontrons un pathogène, un phénomène de sélection s'opère et entraîne la production d'anticorps spécifiques au pathogène rencontré. D'autre part, certains lymphocytes B jouent un rôle mémoire, ainsi lorsqu'un pathogène connu se présente, ils vont produire une grande quantité d'anticorps capables d'éliminer ce dernier. Le rôle des vaccins est de stimuler la production d'anticorps par les lymphocytes B et d'activer les lymphocytes T dits « tueurs ».

Doser les anticorps équivaudrait donc à doser l'immunité.

Malheureusement, ce n'est pas aussi simple, car tous les anticorps ne sont pas équivalents et n'interviennent pas de la même façon. Certains sont neutralisants, combattant le virus par eux, mais d'autres non ! Dans le cadre des études menées sur le SARS-CoV-2, si certaines montrent que les personnes ayant été infectées produisent des anticorps propres au virus, leurs concentrations peuvent cependant varier entre les personnes atteintes de formes graves (plus d'anticorps) et d'autres de formes bénignes ou des affections asymptomatiques (moins d'anticorps). Beaucoup d'anticorps peuvent par exemple correspondre à une faible protection et inversement.

De fait, l'exploration de l'immunité dite cellulaire pourrait présenter un intérêt lorsque par exemple le taux d'anticorps diminue significativement après l'infection. Ce sont les lymphocytes T qui sont responsables de l'immunité cellulaire et ce sont eux qui sont capables de détruire les cellules infectées. Or, l'on remarque que lorsqu'il y a une baisse d'anticorps l'immunité cellulaire augmente. Comme si elle « prenait le relais ». Bref, de quoi s'interroger sur la pertinence du dosage des anticorps, surtout lorsque l'on constate que des patients non infectés peuvent avoir un faible taux d'anticorps… L'immunité a ses raisons que la raison ignore encore.

Anxiété

C'est le mal du siècle.

Pourtant, si l'on peut considérer le stress comme une réaction positive dans la mesure où il est un réflexe de survie, il convient de faire la différence entre le stress dit aigu et le stress chronique.

Le premier est celui dont nous faisons tous l'expérience. Il est ancestral, il est animal, il est un réflexe de l'organisme à un *stimulus* aigu et entraîne un déséquilibre qui nous pousse subitement à réagir. Les taux de nos hormones telles que l'adrénaline, la noradrénaline ou bien encore le cortisol augmentent instantanément et nous permettent de fixer notre attention et de nous mouvoir. Après quoi, nous revenons à un état normal, équilibré.

Le second est celui qui pose problème. Pourquoi ? Parce qu'il affaiblit les défenses immunitaires, il peut donc nous exposer à des virus et engendrer ainsi des conséquences néfastes à moyen et long terme sur notre santé.

Les signes d'alerte physiques sont la fatigue, les troubles du sommeil, la vulnérabilité, les maux de ventre, de tête, de dos. Psychologiquement, ce sont l'impatience, l'inquiétude, l'angoisse ou une tristesse inexpliquée qui peuvent nous assaillir.

Aujourd'hui, plutôt que des traitements chimiques et moléculaires, les pistes thérapeutiques naturelles sont privilégiées afin de faire diminuer le stress. L'activité physique bien sûr, qui permet l'oxygénation, la phytothérapie (valériane, passiflore, mélisse), mais également des techniques de relaxation comme la méditation, l'hypnose ou bien encore l'autohypnose sont des perspectives sérieuses, car elles permettent de traiter à la fois les effets mais aussi et surtout les causes du stress chronique.

La réponse chimique peut constituer une béquille ou une nécessité pour certains patients, mais elle n'est pas suffisante. Ce que l'on appelle les benzodiazépines, ces médicaments qui agissent sur le système nerveux central, et que l'on connaît sous le terme générique d'anxiolytiques, ne constituent pas une solution à long terme. Dans un rapport datant de 2017 publié par l'Agence nationale de sécurité du médicament, l'on apprend que la France se situe au deuxième rang des consommateurs, derrière l'Espagne. Et si entre 2012 et 2015, la consommation a baissé de 10 %, elle reste trop élevée avec 13,4 % de Français ayant consommé une benzodiazépine en 2015, et ce, quelle que soit l'indication.

Les confinements que nous avons connus ces deux dernières années viennent confirmer ce mal du siècle. Car si le premier a pu générer un stress aigu pour la majorité d'entre nous, les suivants, ajoutés à l'absence de vie sociale, au fameux *stop-and-go* et un discours généralement alarmiste et anxiogène, ont commencé à plonger nombre d'entre nous dans un état de stress avancé et chronique. J'en veux pour preuve ces chiffres vertigineux qui montrent que 15 % des Français ont des signes d'un état dépressif, que 63 % déclarent des problèmes de sommeil ou encore que 10 % admettent avoir eu des pensées suicidaires.

Dans tous les cas, si des signes d'alerte se manifestent, n'hésitez pas à aller consulter votre médecin généraliste qui saura répondre à vos questions et vous orienter si nécessaire. Aux côtés de la médecine allopathique, les interventions non médicamenteuses ou médecines alternatives et complémentaires ont toute leur place.

L'optismisme sauve, le pessimisme tue !

Asymptomatique

C'est au début de l'épidémie du sida que nous avons beaucoup entendu ce terme. À l'époque d'ailleurs, l'expression « porteur sain » était injustement employée, car lorsque l'on est porteur, on peut transmettre le virus. Et d'ailleurs, sachez que ce qui est vrai avec les maladies virales l'est tout autant dans le cadre des maladies infectieuses.

Asymptomatique signifie donc être porteur sans développer de symptômes. Mais comment est-ce possible ? Malheureusement, nous sommes aujourd'hui incapables de l'expliquer, sinon par le fait que certains d'entre nous ont un système immunitaire plus important, plus résistant que d'autres. Face à cette injustice naturelle, seul le dépistage peut constituer une réponse efficace. Ainsi, en fonction de notre âge, d'éventuels signes d'alerte ou encore de notre mode de vie, il est fondamental de se faire dépister afin de diagnostiquer un cancer, une maladie asymptomatique ou de déterminer, dans le cas des virus par exemple, si l'on est porteur asymptomatique. Dans le cadre d'un cancer, ce dépistage permet donc de répondre à un risque individuel ; dans le cadre d'une maladie infectieuse comme la Covid-19, il répond à un risque individuel et collectif.

Pour autant, dans ce dernier cas de figure, faut-il dépister toute la population et tester ainsi les asymptomatiques ?

La question mérite d'être posée, car l'on voit bien que cela peut conduire à une mauvaise interprétation de la situation et participer à l'anxiété généralisée. L'épidémie de courbes de cas positifs n'est pas une épidémie de malades de la Covid-19 ! Le *contact-tracking* est devenu quasi impossible et la stratégie zéro-covid également. Est-ce dès lors bien utile de tester massivement, surtout quand les plus fragiles sont vaccinés donc théoriquement protégés ? Chaque année, les autres épidémies (grippe, gastro-entérites…) ne bénéficient pas de cette coûteuse politique de tests PCR (et rarement de séquençage des variants) et heureusement. Les finances de la nation n'y auraient pas survécu !

Précédées et couplées avec les tests antigéniques naso-pharyngés et la pratique accrue d'autotests, les mesures barrières universelles sont à mon avis la meilleure réponse possible aujourd'hui.

Autotest

Je n'aurai de cesse de le répéter : les autotests, disponibles en pharmacie, sont une des solutions les plus efficaces dans notre lutte individuelle et collective contre la Covid-19. Plus encore, ils doivent faire partie intégrante des gestes barrière. Ils sont certifiés, fiables et comme pour les tests de grossesse, leur sensibilité et leur spécificité sont excellentes ou en tout cas suffisantes ! Alors pourquoi s'en priver ?

En aval, dans le cas d'un résultat positif, ils doivent être confirmés et complétés par des examens en laboratoires sur prescription de votre médecin. En amont, votre pharmacien est la personne idoine pour vous éclairer sur ce qu'est et ce que recouvre un autotest. D'ailleurs, des dizaines d'autotests sont aujourd'hui disponibles en pharmacie. On trouve par exemple l'autotest du dépistage du VIH, du cholestérol, de la thyroïde, celui du dépistage du cancer colorectal, des infections urinaires, de l'albumine, de la grossesse ou bien encore du tétanos.

Ces autotests, comme ceux que l'on pratique lorsque l'on est diabétique, sont une avancée importante car ils vous permettent d'être acteur de votre santé. Cependant, il faut en connaître les limites, car ils ne sont pas un diagnostic mais ont une fonction de dépistage. Ils apportent une réponse dans un contexte donné par rapport à une question que l'on se pose. Là encore, ils sont un outil de prévention et un enjeu de santé publique. En France, on estime à 25 000 le nombre de personnes qui vivent avec le VIH et ne le savent pas ; et entre 300 000 et 800 000 pour le diabète. Dans le cadre de la Covid-19, ils permettent de repérer et isoler les cas les plus transmetteurs du virus et donc limiter les transmissions. Pourquoi ne pas les déployer largement et se tester régulièrement en famille, le dimanche soir avant de commencer sa semaine ? Cela sécuriserait les écoles, les entreprises… et toute la famille !

Auscultation

Oui, c'est l'outil-symbole du médecin ; et non, le stéthoscope n'est pas un objet d'antiquité.

Alors que fait-on avec un stéthoscope ? On ausculte, donc on écoute. Les sons émis par le corps, et en particulier notre état de santé cardiovasculaire, pulmonaire et abdominal. L'auscultation fait partie d'une consultation normale chez votre médecin généraliste, au même titre que l'interrogatoire, l'observation, la palpation, la percussion et d'éventuels examens complémentaires. C'est d'abord cela la médecine : l'examen clinique, c'est-à-dire étymologiquement, auprès du lit, donc au plus près du patient. Pourtant, alors qu'elle est l'étape préalable à tout dépistage, à tout examen complémentaire, la clinique est devenue le parent pauvre de la médecine ; et ceci, au profit d'une médecine plus technique, plus technologique voire hyperspécialisée.

Au-delà des progrès technologiques évidents, j'y vois avant tout un changement dans notre rapport au corps. L'examen clinique fait partie de l'intimité de la consultation, et toucher le corps du patient, avec tact, respect et en confiance, participe de l'acte médical. Bien entendu, je n'ignore rien des abus qui ont pu être commis et qui ont été pénalement sanctionnés. Mais ils constituent des cas isolés qui ne doivent en aucun cas remettre en question l'un des piliers de la médecine, ni judiciariser cette dernière.

La consultation médicale doit se réapproprier le rapport au corps, tout comme la formation des étudiants. Il faut tordre le cou à une médecine de plus en plus technique qui prescrit des examens à tout-va et retrouver les vertus d'une médecine humaine, attentive et subtile. Loin de moi l'idée de rejeter les formidables progrès technologiques en matière de diagnostics, de traitements et de soins, mais ils doivent répondre à une question précise ou cibler une population à risque. Ce contrôle de tout, sur tout, tout le temps, cette surmédicalisation, qui est le signe d'un hygiénisme dangereux, ne nous rendra pas plus immortels !

Et puis, que dire d'une telle médecine, particulièrement coûteuse en termes économiques et de développement durable ? Alors que la médecine clinique est par essence une médecine durable.

Par conséquent, je vous en conjure : arrêtez de demander des bilans et des examens paracliniques biologiques et radiologiques en permanence ! Retrouvez d'abord le chemin qui mène chez votre médecin généraliste ; la consultation est la base de notre métier, comme elle doit être celle de votre santé.

Anti-inflammatoires non stéroïdiens

Les anti-inflammatoires non stéroïdiens (AINS) sont des médicaments qui bloquent la formation des prostaglandines, les substances responsables des inflammations. Ils ont des propriétés antalgiques (contre la douleur), antipyrétiques (contre la fièvre), d'antiagrégant plaquettaire (ils fluidifient le sang) et, à doses élevées, anti-inflammatoires. En résumé, ils sont redoutablement efficaces, mais ils ne sont pas anodins.

Comme vous vous en souvenez certainement, ils ont défrayé la chronique au début de la Covid-19 car on pensait qu'ils étaient des facteurs de risque ; or, il n'en était rien. Pour autant, c'est sans doute parce que certains d'entre eux s'achètent en pharmacie comme on achète une baguette de pain que beaucoup pensaient qu'ils calmeraient différents maux. Aujourd'hui, l'on sait qu'ils ne représentent que peu de risques dans le cadre de la Covid-19. Cependant, ils ne sont pas des bonbons. Donc attention à l'automédication. Des restrictions existent selon l'âge (moins de 15 ans et plus de 65 ans), la période de grossesse (ils sont contre-indiqués au-delà du 6e mois de grossesse), pendant l'allaitement, dans le cas de certaines maladies (insuffisance cardiaque, asthme, varicelle, maladie rénale chronique, ulcère de l'estomac, du duodénum, problèmes hémorragiques) et s'il y a un risque d'infection ou d'infection déclarée comme dans le cas d'une otite, d'une angine ou d'une rhinopharyngite car les AINS peuvent l'aggraver.

De plus, des contre-indications existent dans le cadre de traitements autres tels que la prise d'anticoagulants, de lithium ou encore certains antidépresseurs.

Dans tous les cas, reportez-vous à la notice. Et sachez que la prise d'anti-inflammatoires, s'ils ne sont pas prescrits, ne doit jamais excéder 3 jours en cas de fièvre et 5 en cas de douleurs. Si les symptômes persistent, consultez votre médecin ; et s'ils disparaissent, rangez votre boîte.

Balance bénéfique-risque

Primum non nocere.

Tel est le premier principe que nous apprenons lorsque nous sommes étudiants en médecine. Et celui-ci, que l'on pourrait traduire par *d'abord, ne pas nuire*, est un commandement qui nous guide tout au long de notre vie professionnelle et personnelle. Il nous oblige, depuis la prévention jusqu'à la prescription d'un traitement, qu'il soit médicamenteux ou vaccinal, et ce, toujours en accord et en confiance avec le patient.

C'est donc à la lumière de ce principe premier que s'exerce la fameuse balance entre le bénéfice et le risque. Entre le bénéfice en termes de protection, de réduction des symptômes et de guérison, et le risque d'effets secondaires, nocifs ou graves, lors d'un traitement, mais aussi de prise en compte du risque de la maladie initiale. Tout l'enjeu, l'art de la médecine, réside dans le fait que le rapport entre les deux soit favorable au bénéfice.

Ce principe est constitutif de la relation entre le médecin et le patient ; à plus forte raison, depuis la loi du 4 mars 2002 posant le consentement libre et éclairé du patient aux actes et traitements qui lui sont proposés, et son pré-requis, le droit du patient d'être informé sur son état de santé. Désormais, le patient est un partenaire, et toute décision prise est une décision partagée. Le médecin reste la boussole, mais c'est vous, patients, qui décidez *in fine*. La balance bénéfice-risque permet d'éclairer notre décision, mais en aucun cas elle ne doit dicter une obligation absolue. Parce qu'elle est avant tout statistique, elle ne peut constituer seule notre choix commun. Elle doit être au service de la médecine, et non l'inverse. La relation que vous entretenez avec votre médecin est fondamentale ; elle doit présider toute stratégie thérapeutique.

Enfin, ce couple que nous formons est aussi un ménage à trois ! La médecine, en tant que science et recherche, est également à nos côtés. Tout médicament, vaccin, dispositif médical a une autorisation de mise sur le marché (AMM) délivrée par l'Agence nationale de sécurité du médicament (ANSM). Et leur balance bénéfice-risque est en permanence réévaluée, par une procédure au niveau national et trois au niveau européen. C'est ce que l'on nomme la pharmacovigilance.

J'ajoute qu'il est possible, à certaines conditions, pour qui le souhaite, de contribuer à l'établissement de la balance bénéfice-risque en participant à des essais cliniques. Car, rappelons-le, sans essai clinique, pas de nouvelles méthodes thérapeutiques, pas de nouveaux médicaments, et donc pas de progrès en matière de santé !

N'hésitez pas non plus à signaler tout effet qui vous semblerait secondaire ou indésirable d'un traitement à votre pharmacien ou médecin, voire directement sur *signalement-sante.gouv.fr*

Bouche

On n'y pense jamais, mais la bouche est une des portes d'entrée de l'organisme et la première barrière du système immunitaire. Aussi, même s'il est important d'avoir de belles dents blanches, vous comprendrez que ce n'est pas mon sujet ici !

La bouche, ce sont les dents, les gencives, la langue, des muqueuses, la salive, les amygdales et j'en passe. Comme le cœur, elle est un organe vital dont il faut prendre grand soin car elle a un impact sur l'ensemble de l'organisme. Il convient de la surveiller, afin de prévenir les affections diverses telles que les caries et les maladies parodontales. Ces affections peuvent impliquer des infections, des douleurs, et avoir des conséquences plus graves sur votre santé. Ce peut être le cas chez les personnes immunodéprimées, les patients diabétiques, cardiaques, âgés dépendants ou handicapés. Par ailleurs, il existe des corrélations entre une mauvaise hygiène buccale et des maladies telles que le diabète, les maladies cardiovasculaires, celles des articulations ou des cancers de la sphère ORL. Une carie, qui est une infection de la dent, non soignée, peut entraîner des complications cardiovasculaires. Les sportifs de haut niveau sont, par exemple, très suivis sur le plan buccal et dentaire car une douleur, une infection peut créer un déséquilibre ostéo-musculaire.

Il faut donc prendre soin de sa bouche en se lavant les dents, depuis le plus jeune âge, deux fois par jour pendant trois minutes, et en faisant des bains de bouche (sans alcool et fluoré) après brossage.

S'agissant des cancers de la bouche, les facteurs de risque sont connus : la consommation du tabac, sous toutes ses formes, ainsi que l'alcool en sont les causes essentielles. Si un symptôme tel qu'une douleur permanente à un endroit précis de votre bouche, une grosseur au cou ou une lésion comme une blessure qui ne guérit pas persiste, n'hésitez pas à consulter votre médecin.

Plus généralement, pensez à examiner votre bouche régulièrement et à vous rendre chez votre dentiste une fois par an.

Care and Cure – Prendre soin et Soigner

Le philosophe et médecin Georges Canguilhem (1904-1985) écrivait : « L'acte médico-chirurgical n'est pas qu'un acte scientifique, car l'homme malade n'est pas seulement un problème physiologique à résoudre, il est surtout une détresse à secourir. » Pour nous médecins, mais pour tout le système de santé également, l'enjeu des prochaines années est donc là : retrouver le sens du soin.

Cette notion est complexe parce que le soin implique à la fois de soigner et de prendre soin.

Prendre soin, ce sont les soins au quotidien ; ce qui nous permet de prendre soin de nous-mêmes, en termes de nourriture, d'hygiène, d'oxygénation, d'activités physiques ou de relations sociales. Soigner recouvre bien entendu tous les traitements liés à la maladie. C'est ce que l'on nomme la conception holistique de la santé, qui considère la médecine de manière globale – ou « à 360° » comme le dirait un communicant.

Il semble que notre société s'intéresse malheureusement davantage à soigner qu'à prendre soin. La crise de la Covid-19 a révélé cela. Elle a mis en lumière l'échec de la prévention, s'agissant notamment de la fragilité de certains ou de la dépendance des autres. La mauvaise santé, l'isolement, la solitude ont été des facteurs déterminants pour celles et ceux qui ont eu à souffrir ou à mourir de la Covid-19. Ce fut le cas également lors de la canicule de 2003.

À nouveau, cette double dimension du soin est un enjeu de santé publique, et l'accès au soin (vous remarquerez que j'emploie volontairement le singulier) est un déterminant de santé au même titre que le niveau de revenu, le statut social, les conditions de travail, l'éducation, l'environnement naturel, physique ou encore social.

Notre système de santé était peut-être performant en termes de *cure*. Cela est nécessaire, mais pas suffisant. Le *care* et même le *caring* au cœur de nos professions de santé est une urgence personnelle et institutionnelle. Malheureusement, les cadences, les modes de financement et de management et la dérive de nos sociétés tendent à une direction opposée, au détriment de ses acteurs et des patients. Gageons là encore que la crise sanitaire réveille les consciences et les citoyens. Les soignants en ont besoin.

Carnet de santé

Il paraît que cette année, nous aurons tous un Espace numérique de santé (ENS). Vraiment ? Voilà un sujet qui était devenu un serpent de mer tant, depuis près de 15 ans, plus personne n'y croyait.

Notre cher carnet de santé a donc vécu, et pour ceux qui ne l'ont pas déjà perdu, il va pouvoir rejoindre notre bibliothèque d'antiquités. Curieux objet que ce carnet qui, on ne sait pourquoi, s'arrêtait à nos 18 ans. Comme si le législateur et les autorités médicales compétentes avaient jugé qu'à partir de cet âge-là nous devenions, qui sait, hyperresponsables ou pourquoi pas, immortels !

Plus sérieusement, il est évident qu'il va continuer à demeurer pendant un temps, parce qu'il est un précieux aide-mémoire pour chaque patient, chaque famille ; une sorte de biographie médicale et un outil de coordination pour tous les professionnels de santé.

Aussi ne peut-on qu'accueillir avec enthousiasme la création de cet Espace numérique de santé qui, en plus de notre Dossier médical partagé (le carnet de santé numérisé pour celles et ceux qui l'avaient ouvert), recueillera toutes nos données administratives, l'historique de nos remboursements, une plateforme d'échanges avec les soignants, des outils de télésanté, la possibilité de signer électroniquement des documents médicaux et administratifs, ainsi qu'un agenda de santé.

Des questions demeurent, notamment sur l'automaticité de l'ouverture d'un espace et si oui, à quel âge. Au-delà, gageons que nous, patients et médecins, aurons enfin à notre disposition un outil efficace en matière de prévention, de soin et de santé publique.

Il est évident qu'un tel dispositif améliorera la qualité et la sécurité des soins et sera générateur d'économies de santé à terme. On gère bien son argent en ligne avec toute la sécurité des données bancaires, nous devrions être capables de garantir celle des données de santé.

Cerveau

Vaste sujet que celui-ci que l'on pourrait résumer trivialement ainsi : on ne sait pas comment ça marche, mais on sait que ça marche.

Le cerveau est le siège de la vie. D'ailleurs, pour décréter la mort d'un individu, c'est le cerveau que l'on regarde. Pourtant, son fonctionnement est nébuleux. Des outils d'imagerie permettent de voir quelles zones s'activent, mais sa structure et sa chimie demeurent encore très mystérieuses. C'est peut-être pour cela que, lorsqu'en tant que patients ou accompagnants nous sommes face à une affection ou à une maladie touchant le cerveau, nous nous sentons démunis, impuissants, comme face à une fatalité.

Pourtant, point de fatalité. Nous pouvons prendre soin de notre cerveau grâce à des comportements qui sont finalement toujours les mêmes. En privilégiant les aliments riches en vitamines (acides gras oméga 3 par exemple), en antioxydants, contenant peu de matières grasses, en évitant le sucre, en pratiquant une activité physique régulière, en l'exerçant aussi bien dans le cadre de la vie sociale que pendant des loisirs comme la lecture, les mots croisés, le bricolage, les activités créatives, la cuisine ou les jeux de réflexion. Le sommeil, bien sûr, est également essentiel pour la bonne santé de son cerveau. J'ajoute qu'il est indispensable de savoir mettre son cerveau au repos, donc de ne pas toujours l'exercer, et de le laisser aller, divaguer lors de temps faibles. Là aussi, c'est un enjeu d'équilibre, d'harmonie, comme en musique, entre des temps forts et des temps faibles. Méditation et autres séances d'auto-hypnose aident.

Comme d'autres aspects de soi, prendre soin de son cerveau est bénéfique pour l'ensemble des organes du corps. L'excès de sucre par exemple réduit nos capacités d'apprentissage et de mémorisation. D'autre part, il favorise la libération de la dopamine (une substance chimique libérée par les neurones nous signalant qu'un événement est positif), laquelle nous enjoint donc à aimer ces aliments sucrés. Et c'est ainsi qu'un cercle vicieux peut s'installer et avoir pour conséquence obésité, troubles digestifs, diabète et affections cardiovasculaires.

Il n'est pas question d'arrêter de manger du sucre, mais bien de limiter sa consommation, en particulier les sucres rapides à index glycémique élevé, en premier lieu chez les enfants, car ils ont des conséquences sur la concentration, le poids, l'éveil et donc le cerveau. L'intestin est notre deuxième cerveau, pour ne pas dire le premier.

Chez les enfants d'ailleurs, dont les connexions synaptiques sont de l'ordre de 1 million de milliards (contre 300 000 pour l'adulte), le développement du cerveau est un enjeu majeur, notamment avec l'irruption dans notre monde connecté et numérisé des tablettes et autres smartphones. Une étude américaine réalisée avec 4 500 enfants de 9 et 10 ans a récemment montré qu'une exposition accrue (7 heures par jour) aux écrans stimule la dopamine (encore elle) et entraîne un vieillissement prématuré du cerveau. Et lorsque l'on demande à deux enfants, l'un exposé et l'autre non, de dessiner une maison, le premier la dessine en deux dimensions et le second, en trois. Je vous laisse méditer là-dessus…

Charge virale

Encore une expression que nous avons beaucoup entendue ces deux dernières années.

Ce que l'on nomme la charge virale est la quantité d'agents infectieux dans le sang, la salive ou encore les sécrétions naso-pharyngées. Elle détermine la vitesse de progression de l'infection et son niveau de contagiosité.

En d'autres termes, plus la charge virale est haute, plus il y a de risque de contagiosité ; et inversement. Cela est valable pour tous les virus, comme le SARS-CoV-2.

Conséquemment, quantifier la charge virale permet de mesurer l'efficacité des traitements ou l'évolution de la maladie, même si les résultats sont bien entendu variables en fonction des personnes et du moment. Sur les tests PCR, plus le *cycle threshold* (le seuil de cycle) est élevé, plus la charge virale est faible.

Dans le cas du traitement du VIH, nous sommes souvent confrontés à une charge virale indétectable, nous portant naturellement à croire que la charge est nulle, rendant la transmission du virus quasi-impossible. Indétectable = non-transmissible.

Dans le cas de la Covid-19, une étude menée par le chercheur de l'INSERM Jérémie Guedj sur 655 patients hospitalisés, et portant sur le lien entre la charge virale et l'évolution de la maladie, a montré que celle-ci jouait un rôle important. Si une minorité souffre de formes graves, celle-ci se caractérise par des patients âgés qui mettent plus de temps à éliminer la charge virale dans le compartiment nasopharyngé.

Poursuivre les recherches sur les traitements antiviraux devient une nécessité afin de faire diminuer la charge virale.

Check-up

Par quelle extravagante pensée trouvons-nous normal d'opérer un contrôle technique sur nos voitures tous les deux ans et pas sur nous-mêmes ? Pourquoi attendons-nous d'être affecté pour nous rendre chez le médecin ?

À nouveau, la réponse est toujours le défaut voire l'insuffisance en matière de prévention. Plus encore, l'absence d'enseignement sanitaire ; de la même manière qu'est enseignée l'éducation civique à l'école, pourquoi ne pas imaginer que des cours d'enseignement sanitaire soient dispensés dès le collège ? C'est aussi cela, faire sien son corps. Être capable de l'observer, de le toucher, de guetter une modification, une anormalité, en pratiquant l'autopalpation mammaire, testiculaire, en faisant attention à ses grains de beauté, au gonflement d'un ganglion. Et puis, en fonction et en amont, consulter.

Pour nous aider, connaissez-vous l'examen de prévention en santé ? Bien qu'il ait le mérite d'exister, il n'est destiné en priorité qu'aux personnes de plus de 16 ans éloignées du système de santé et en situation de précarité. C'est fondamental, mais là encore ce n'est pas suffisant car il doit être ouvert à toutes et à tous. Et que l'on ne me dise que c'est compliqué ou coûteux ! Pas forcément, et en plus, il s'agit d'un investissement. Sans quoi, se mettent en place inéluctablement une médecine des pauvres et une médecine des riches.

Cluster

Ce terme, qui signifie « foyer de contamination », est apparu au début de l'épidémie. Les premiers étaient situés dans l'Oise, en Haute-Savoie et le plus connu en Alsace, à Mulhouse, à l'occasion d'un rassemblement évangélique.

De manière générale, pour les autorités de santé, le mot « *cluster* » est employé lors de survenue d'au moins 3 cas probables dans une période de 7 jours, et appartenant à une même communauté ou ayant participé à un même rassemblement. Ces personnes peuvent se connaître ou pas, car ce qui importe est le niveau de risque de transmission au sein d'une collectivité. Enfin, lors d'un cas positif, le traçage est immédiatement lancé afin de détecter et d'identifier les personnes contact. En période épidémique de flambée des cas, ce *contact tracing* devient de plus en plus compliqué, pour ne pas dire impossible.

Depuis le début, je ne cesse de le répéter, plus qu'une épidémie, nous avons affaire à une *clustérémie*. Toutes mes excuses auprès de l'Académie française pour ce néologisme, mais force est de constater que non, ça n'a pas flambé partout en France. Aussi plutôt que de traiter le problème de manière générale et de confiner le pays entier, pourquoi n'avons-nous pas prévenu l'apparition de foyers en testant de manière ciblée les foyers potentiels ? Pourquoi n'avons-nous pas mis en place des mesures particulières et adaptées en fonction des territoires ou des lieux touchés ?

Bien sûr, j'imagine sans peine ce qu'auraient ressenti les populations non seulement touchées mais aussi contraintes par des mesures restrictives, alors que d'autres auraient pu continuer de vivre « normalement ». Mais j'ai la conviction que nous aurions collectivement gagné sur le plan médical, sanitaire, social, psychologique, économique et politique à ne pas ralentir ou, dans beaucoup de cas, stopper la vie du pays.

Quoi qu'il en soit, cela doit nous servir de leçon pour l'avenir.

Les techniques de *pooling* salivaire chères à mon ami le Dr Yvon Le Flohic, médecin généraliste et sentinelle aguerrie depuis le début de la crise, sont appliquées efficacement dans d'autres pays. Elles consistent à mélanger plusieurs prélèvements (d'une classe, d'un EHPAD, etc.) et si le résultat de l'analyse des prélèvements mélangés est négatif, les patients sont covid-négatifs. Efficace et moins coûteux.

Comorbidité

La comorbidité désigne des troubles ou des affections associés à la maladie dont il est question. Si un patient est hospitalisé pour une cholécystite (une inflammation de la vésicule biliaire), et qu'il est diabétique, son diabète est une comorbidité. Mais si lors de la même hospitalisation son diabète se dégrade brutalement (décompensation), c'est alors ce dernier qui devient l'affection principale et la cholécystite une comorbidité.

La comorbidité indique une gravité plus importante pour le patient. Aussi dans le cas d'une infection virale comme celle liée à la Covid-19, il est fondamental de pointer les profils de patients à risque, ceux présentant une ou plusieurs comorbidités. Ce sont eux qui doivent être protégés en premier lieu, bénéficier de certaines mesures barrière plus ciblées et être vaccinés. C'est le sens des campagnes vaccinales annuelles contre la grippe par exemple.

Le dépistage et la lutte contre les comorbidités doit être la pierre angulaire d'une véritable stratégie préventive de santé publique.

En France, concernant la Covid-19, les comorbidités avérées présentant un risque d'hospitalisation ou de décès sont : l'obésité, les insuffisances respiratoires dont la BCPO, cardiaques et rénales chroniques, l'hypertension artérielle, les diabètes de type 1 et 2 ou encore les cancers et les maladies hématologiques malignes actives et de moins de 3 ans. Selon Santé Publique France et l'INSERM, 65 % des patients décédés du coronavirus enregistrés entre mars et novembre 2020 présentaient au moins une comorbidité.

L'on remarquera que les comorbidités de la Covid-19 sont celles d'une société. J'en veux pour preuve l'hécatombe nord-américaine où les maladies coronariennes, l'hypertension ou encore le diabète sont légion. Ce qui, à l'inverse, ne fut pas le cas sur le continent africain où ces affections sont, encore aujourd'hui, rares.

Conflits d'intérêts

L'honnêteté intellectuelle oblige à distinguer les liens d'intérêts et les conflits d'intérêts.

Depuis octobre 2016, la Haute autorité de santé (HAS) s'est dotée d'un déontologue indépendant chargé de veiller au respect des obligations de déclaration des liens d'intérêts et de prévention des conflits d'intérêts. Pour ce faire, ce dernier s'appuie notamment sur le guide des déclarations d'intérêts et de gestion des conflits d'intérêts, ainsi que sur la charte de déontologie, tous les deux élaborés par la HAS. Il travaille en étroite collaboration avec deux comités. Un comité de déontologie et d'indépendance de l'expertise chargé de la mise en œuvre des règles édictées et de la prise de décisions relatives à la transparence et aux liens d'intérêts. Et le second qui est un comité de validation des déclarations d'intérêts qui depuis mars 2017 analyse les déclarations d'intérêts.

Déclarer le fait de travailler avec l'industrie pharmaceutique qui, je l'affirme, doit être un partenaire, est obligatoire et ne doit pas être un problème. Le problème survient lorsqu'on ne le déclare pas, et malheureusement on ne sait pas toujours qui parle, pour quelles raisons et en lien avec quelle entité ou groupe. C'est cela qui participe à la défiance du grand public. Il faut donc rétablir cette confiance nécessaire entre le public et les médecins, scientifiques, chercheurs, car pour l'écrasante majorité d'entre eux, d'entre nous, nous ne sommes guidés que par notre code déontologique et l'intérêt général.

Je ne peux que regretter que les quelques collègues intervenant régulièrement sur les plateaux médiatiques ne se plient pas, en transparence, à la règle. Ne pas le faire prête le flanc à toutes les suspicions et pensées complotistes. *A contrario*, empêcher tout lien de travail entre professionnels et industriels dessert l'expertise et la recherche. Le corpus législatif et réglementaire actuel paralyse toute coopération. Il est nécessaire de l'assouplir tout en garantissant indépendance et loyauté vis à vis des patients et même des citoyens.

Cœur

On l'a vu et je l'ai maintes fois répété, les maladies cardiovasculaires, l'hypertension artérielle, les fragilités cardiaques sont, avec l'âge également, un facteur de risque d'hospitalisation et de mortalité dans le cas de la Covid-19. Plus encore, ces affections peuvent être à la fois causes et conséquences aggravantes de la Covid-19. Curieusement, par peur sans doute, par méconnaissance certainement, beaucoup d'études ont été réalisées dans ce sens dès les premières semaines de la Covid-19, alors que l'on sait parfaitement que toute maladie infectieuse, tout virus, comme la grippe par exemple, cible le cœur. Loin de moi le fait de minimiser ce que nous avons connu au début de cette crise. Mais si chaque année nous procédions à des études comparables lors de la grippe, il y aurait fort à parier que les résultats seraient les mêmes en termes d'impact sur l'appareil cardiovasculaire. Et pour cause, le récepteur ACE2, une protéine présente à la surface des cellules, notamment pulmonaires, cardiaques et rénales, est une porte d'entrée pour le virus. Or, ce récepteur est impliqué dans la régulation de certaines fonctions cardiovasculaires. L'atteinte est donc authentifiée, et la question qui se pose aujourd'hui est celle des séquelles cardiaques. Deux études allemandes ont révélé dès l'été

2020 que chez de nombreux patients atteints de forme grave ou peu sévère, la Covid-19 pouvait engendrer une insuffisance cardiaque, une maladie chronique et progressive dans laquelle la capacité du cœur à pomper le sang dans le corps diminue. La première étude réalisée sur 100 patients dont la moyenne d'âge est de 49 ans avance que deux mois après guérison, 78 présentaient des changements structurels au niveau du cœur, 76 ont souffert de problèmes cardiaques et 60 ont présenté des signes d'inflammation sans ressentir d'anomalies. La seconde étude, réalisée sur 39 patients d'une moyenne d'âge de 85 ans et décédés des suites de la Covid-19, montre pour 24 d'entre eux des niveaux élevés de virus dans le cœur. Myocardites inflammatoires, infarctus du myocarde, insuffisance ventriculaire droite sont les affections les plus couramment constatées. Mais attention, les effectifs de ces études sont faibles et les résultats ne peuvent être extrapolés à la population générale. Comme tout virus, le SARS-CoV2 peut toucher le cœur, souvent de manière asymptomatique et réversible.

Quant aux vaccins et certains de ses effets indésirables dont beaucoup ont fait leurs choux gras comme les myocardites, les données disponibles avancent que l'évolution d'une myocardite après la seconde dose est la même que l'évolution typique de cette affection. Les cas rares de myocardites constatés, notamment parmi les jeunes populations de moins de 19 ans, semblent transitoires et non sévères. Reportez-vous régulièrement au bulletin publié par l'ANSM afin d'obtenir des chiffres à jour. Mais à ne pas négliger dans une balance bénéfices-risques.

De façon générale, tout ça nous pousse à prendre soin de notre cœur en arrêtant le tabac, en limitant sa consommation d'alcool et de café, en bougeant plus, en pratiquant une activité physique régulièrement, en respectant le temps de sommeil nécessaire, en s'accordant du temps pour soi et en mangeant mieux. De plus, comme je le soulignais lorsque nous parlions d'anxiété, le stress est également un facteur de risque pour le fonctionnement du cœur.

Des exercices de respiration, de relaxation, de méditation, la sophrologie, les thérapies cognitives et comportementales sont autant d'outils et d'aides auxquelles il faut savoir recourir lorsque notre cœur souffre.

Et en cas d'affection cardiovasculaire et de contamination à la Covid-19, pas de panique mais une vigilance accrue, notamment par la surveillance de la saturation en oxygène et une consultation et prise en charge rapides en cas de symptômes ou de baisse de l'oxygénation.

Covid long

Il est établi que certains malades de la Covid-19 ont à souffrir de symptômes au-delà de 4 semaines. Dans l'immense majorité des cas de personnes malades, les symptômes disparaissent au bout de 2 ou 3 semaines, mais est-on bien certains qu'il s'agisse, au-delà, de la Covid-19 ? Et dans ce cas, est-il correct de parler de covid long ? Quelle est la part psychologique post-traumatique ?

Plus qu'une définition de ce qu'est un covid long, un constat a été fait : des symptômes plus ou moins graves peuvent persister.

Pourtant, il convient de différencier les séquelles de la Covid-19 sur les poumons, le cœur par exemple, d'autres symptômes plus polymorphes (respiratoires, cardiaques, neurologiques, trouble du sommeil, fuites urinaires, nausées, troubles de l'érection, acouphènes, constipation, urticaire...). Certains sont souvent subjectifs, sans anomalie objective sur les examens. C'est là toute la difficulté pour nous, médecins, de les quantifier et de les diagnostiquer ; c'est là toute la complexité de parler de covid long. Tout handicapants que soient ces multiples symptômes, il est difficile d'affirmer qu'il s'agisse toujours de la Covid-19.

Il me semblerait plus juste de s'interroger plutôt sur les enjeux à moyen et long terme. Sommes-nous face à un virus persistant comme l'herpès par exemple, se manifestant plus ou moins régulièrement ? Ou bien s'agit-il d'un virus en sommeil ? Agirait-il comme une gâchette capable de déclencher une inflammation ? Aurait-il un impact sévère, entraînant un dérèglement du fonctionnement du système immunitaire, mettant à mal et se retournant contre nos propres organes ? Ce sont toutes ces pistes qui sont sérieusement étudiées aujourd'hui, car elles peuvent constituer un problème de santé publique de taille dans les années à venir. Plusieurs équipes relèvent des similitudes avec d'autres syndromes post-infectieux comme ceux de la maladie de Lyme.

Dans tous les cas, si ces différents symptômes persistent, il faut en premier lieu consulter votre médecin généraliste qui vous orientera vers différents spécialistes afin d'explorer ces anomalies qui vous affectent.

Crise sanitaire

« La guerre ! C'est une chose trop grave pour la confier à des militaires » disait Georges Clemenceau. Remplacez le mot « guerre » par « santé » et « militaires » par « médecins », et vous aurez le fond de ma pensée sur cette crise sanitaire !

Je ne m'explique pas pourquoi, alors que depuis la canicule de 2003 nous disposons de différents plans en cas d'épidémie ou de pandémie grippale par exemple, le monde politique a pu être si manifestement pris de court et conséquemment perdre les pédales. En quelques jours, la France s'est retrouvée en état de choc sanitaire. Incapables de raisonner et d'agir, celles et ceux qui nous gouvernent ont plongé la France dans une peur et une psychose collectives dignes d'un film d'anticipation. Dans un même mouvement, le monde politique s'est retranché derrière la parole médicale et scientifique, la bureaucratie a pris le pouvoir, la sphère médiatique s'est emballée, et nombre de mes confrères sont devenus de véritables télévangélistes de la crise de la Covid-19.

Je veux bien croire que la « nouveauté » de ce virus pouvait surprendre, mais précisément. Il était urgent de s'adapter et d'adapter ces plans dont nous disposons à cette nouveauté. C'est pourtant tout le contraire qui s'est produit, entraînant les multiples cafouillages que nous avons connus – dont la séquence « masque » constitue sans doute la plus éminente représentation. Heureusement que ce n'était pas Ebola, oserais-je dire, car cette crise de santé a révélé de manière définitive une crise de la médecine et en parallèle un problème de médecins. Non pas en termes de nombre (ça, c'est un autre sujet), mais en ce qui concerne la qualité et la pertinence de la prise de parole, et également la place qu'on lui accorde dans le débat politique. L'évangélisation quotidienne à laquelle nous avons pu assister au travers des différents médias, et en particulier sur les chaînes d'information, résume ce problème.

Tout comme le monde politique s'est, dans un premier temps, abrité sous le discours médical, les médias ont pris le pli en invitant indifféremment sur leurs plateaux des réanimateurs, des chirurgiens, des infectiologues, des épidémiologistes, des immunologues, des urgentistes, des généralistes, des directeurs d'hôpitaux. Si toutes et tous, nous pouvons avoir notre mot à dire en fonction de notre spécialité, il est quand même étonnant d'entendre un néphrologue parler de pneumologie, un réanimateur disserter sur les gestes barrière ou un chirurgien gloser sur l'immunologie. Bien sûr que toutes les paroles nourrissent le débat scientifique et médical, mais c'est une chose que de débattre portes closes, et c'en est une autre que de se répandre sur les plateaux, à plus forte raison lorsque l'on n'est pas interrogé sur sa spécialité. Et, pour information, un ou une épidémiologiste n'est pas spécialiste des épidémies mais des populations, au sens statistique du terme. Et beaucoup ne sont pas des médecins mais issus des mathématiques ou de la physique.

De toute évidence, cela a contribué nourrir cette crise, à entretenir la confusion, à générer du conflit, à propager de l'anxiété. Et à prendre de mauvaises décisions politiques. Beaucoup de médias, par ignorance scientifique et médicale, portent une responsabilité dans cette crise. L'emballement médiatique est très rapidement devenu raz de marée médiatico-scientifique, et ce n'est qu'au début de l'année 2021 que le monde politique a commencé à reprendre le pouvoir en refusant un confinement exigé par quelques médecins ou scientifiques omniprésents sur les plateaux ou dans des tribunes. Il faut relire Michel Foucault et son biopouvoir…

Décès

C'est la fin de la vie. En France, selon les données de l'état civil, 669 147 personnes sont mortes entre le 1er janvier et le 31 décembre 2020. Elles étaient 613 456 en 2019. Une telle hausse de la mortalité (+9 %) n'avait plus été constatée en France depuis 70 ans. La faute à la Covid-19 bien sûr, mais au-delà c'est un fait certain : oui, nous mourrons… malgré une espérance de vie de 79 ans pour les hommes et 85 ans pour les femmes selon les derniers chiffres de l'INSEE du printemps 2021. L'Institut national d'études démographiques (INED) évalue à 68 000 les morts liées à la Covid-19, intégrant dans son analyse le poids structurel d'une France vieillissante. Même sans pandémie, le pays avait enregistré en 2020 plus de décès, avec des *baby boomers* atteignant un âge avancé.

La crise de la Covid-19 a révélé, comme jamais peut-être depuis la Seconde Guerre mondiale, notre rapport à la mort. Plus qu'une crainte, légitime, c'est devenu au fil des jours et des semaines, une obsession ; à tel point que chaque soir, nous assistions, médusés, à une météo des décès en ouverture de tous les bulletins d'informations et disponible sur un nombre incalculable de sites français et étranger. À qui le tour ? Effet de panique garanti !

Qui aurait pu imaginer cela ? Par une sorte de confusion entre démocratie et transparence, renforcée par les médias de masse, le monde politique s'est lui-même retrouvé piégé, obligé de trouver une solution à la mort ; d'éradiquer le virus, donc la mort.

J'exagère à peine.

Ce qui a conduit à une telle absurdité est sans nul doute l'absence de recul, de pédagogie et de discours éclairé. La confusion par exemple, entre taux de mortalité (le rapport entre le nombre de décès de l'année et la population totale moyenne de l'année) et taux de létalité (la proportion de décès d'une affection rapportée au nombre de patients malades). Évidemment, il n'est pas question de minimiser ni de nier la douleur de chacun, mais on se doit d'observer et d'analyser cette « crise sanitaire » de manière globale. En regardant les chiffres, le nombre de tests réalisés, le nombre de cas confirmés, les niveaux d'infection, les populations les plus touchées, l'âge moyen des décès… et bien sûr en continuant de s'interroger et de chercher.

Une société du zéro risque et du zéro décès n'existe pas ; n'en déplaise à tous ceux qui prônent l'hygiénisme comme condition de la perfection. Un décès n'est pas nécessairement causé par une faute ; chaque victime n'est pas nécessairement victime d'un bourreau.

Rappelons que chaque jour 1 700 personnes meurent en France. L'âge médian des décès liés à la Covid-19 était de 85 ans et le taux de mortalité en 2020 de 0,1 %.

Décompensation

Ce que l'on nomme généralement décompensation en médecine est la dégradation ou l'aggravation brutale d'une maladie due à un affaiblissement de l'organisme qui, jusque-là, était en équilibre ou résistait.

En psychopathologie, elle désigne l'apparition d'un déséquilibre entre deux tendances psychologiques opposées. Il s'agit d'une rupture dans le fonctionnement habituel du sujet qui, souffrant d'une faiblesse intérieure, d'un sentiment d'infériorité, compensait par différents comportements (hyperactivité, attitude dominatrice, fuite en avant) ; la décompensation résultant de l'impossibilité de s'adapter à une situation nouvelle, de quelque ordre que ce soit.

Dans la grande majorité des cas, les décompensations cardiaques, rénales ou respiratoires par exemple peuvent correspondre à des insuffisances de même ordre. Cependant elles peuvent être également causées par un traitement médicamenteux ou une maladie intercurrente, sans pour autant qu'une insuffisance existe au préalable.

Mais dans tous les cas de figure, la décompensation est donc liée aux personnes vulnérables ; ce sont elles les victimes.

Dent

Comme nous l'avons vu lorsque je vous parlais de la bouche, l'hygiène dentaire n'a pas uniquement pour but d'afficher un sourire éclatant. L'hygiène dentaire est aussi un facteur de bonne santé d'un point de vue général. Selon une enquête UFSBD/Pierre Fabre Oral Care menée auprès de 19 000 personnes, 46 % méconnaissent le lien entre santé bucco-dentaire et santé en général.

De bonnes dents signifient une bonne mastication, donc une bonne déglutition et par conséquent une bonne digestion. C'est déjà beaucoup. Au-delà du bien-être quotidien, il est important de comprendre que des maladies dentaires peuvent devenir des facteurs de risque en termes d'affections cardiovasculaires, respiratoires, de diabète, d'obésité ou encore de rhumatismes.

Le mécanisme est simple : des bactéries, des micro-organismes présentant une maladie parodontale (une infection qui touche les gencives et les os) migrent dans le sang et peuvent être impliquées dans des pathologies cardiovasculaires, articulaires, des tendinites, des polyarthrites, mais aussi dans la stabilisation du glucose sanguin, fondamental pour les diabétiques. Des visites régulières chez votre dentiste s'imposent donc. Au moins une fois par an. Et toujours, bien sûr, se brosser les dents 2 fois 3 minutes par jour.

Déontologie

Notre code de déontologie est l'ensemble des droits et des devoirs que tout médecin doit observer envers les patients, entre confrères, professionnels de santé mais également pour lui-même. Ce code est actualisé chaque année et le conseil de l'ordre des médecins en est le garant.

Il est donc à la fois un code, un guide et une exigence.

Malheureusement, j'ai la conviction qu'il a littéralement volé en éclat depuis deux ans, alors qu'il aurait dû servir de point de repère.

J'en veux pour preuve la façon dont certains se sont exprimés dans les médias, parfois de manière imprudente ou excessive, et faisant naître de faux espoirs chez les patients atteints par la Covid-19, ou au contraire en ne mesurant pas les conséquences auprès du public (article 13). De la même manière, le devoir de confraternité (article 56) a parfois eu à souffrir de combats de coq ou d'intérêts personnels étalés sur la place publique. L'affaire de l'hydroxychloroquine résumant parfaitement cela, mais pas seulement. Dommage d'être finalement tombés sur quelques victimes expiatoires alors que d'autres propos parfois plus graves ou inconséquents continuent d'être proférés partout par d'autres.

Ces manquements au code de déontologie ont parfois plongé les citoyens, les patients, les personnes infectées dans le trouble, car se répandaient sur la place publique des points de vue de spécialistes qu'ils ne pouvaient être en mesure ni de comprendre ni de maîtriser. Ajoutant ainsi de la confusion, de l'incompréhension et de la peur au doute ambiant. De l'autre côté, il semble également que le Conseil de l'Ordre des médecins n'a pas non plus joué pleinement son rôle en tapant du poing sur la table et en faisant respecter à la lettre notre code de déontologie. Aussi, la question se pose de son efficacité et de sa pertinence. Je n'ignore pas le fait que certains confrères voudraient le supprimer, mais je maintiens qu'il est un rempart défendant l'ensemble de la profession et les patients, notamment contre les dérives administratives et financières à l'hôpital par exemple.

Hippocrate et son serment[1] que nous prêtons toutes et tous sont tellement d'actualité !

---

1. Vous pouvez le consulter sur le site du conseil de l'Ordre des médecins.

Dépistage

Cela peut vous sembler simpliste, mais le dépistage n'est pas le diagnostic.

Ce que l'on nomme dépistage est le fait de rechercher chez un individu ou un groupe d'individus en apparence sain une maladie ou des signes éventuels d'une maladie avant l'apparition de tout symptôme. Et c'est dans le cas d'un dépistage positif que l'on peut procéder au diagnostic.

Le dépistage est donc un acte majeur de prévention. Chaque année d'ailleurs, de grandes campagnes promeuvent des dépistages gratuits du cancer du sein, du VIH, de l'hypertension artérielle, du cancer colorectal ou bien encore, évidemment, de la Covid-19.

L'intérêt de ces campagnes est double : détecter tôt une maladie afin de mieux la soigner et surveiller les patients qui peuvent développer une maladie. Le bénéfice est double aussi : individuel et collectif, pour le patient et pour la santé publique.

Pour beaucoup de cancers, nous savons que plus tôt ils sont dépistés, moins la thérapeutique est lourde et meilleures sont les chances de guérison. Trois programmes de prévention existent aujourd'hui en France : le dépistage du cancer du sein, du cancer colorectal et du cancer du col de l'utérus. Le premier est recommandé tous les

2 ans à partir de 50 ans ; détecté tôt, le second se guérit dans 9 cas sur 10 ; c'est également le cas pour le dernier.

Pour ceux-là et tout le reste, n'hésitez pas ! Et comme je vous l'expliquais lorsque nous parlions « check-up », en fonction de votre âge, de votre mode de vie, de ce que vous observez sur votre corps et toujours, de ce que vous indique votre médecin généraliste, allez vous faire dépister !

Le contexte sanitaire a causé un retard de dépistage en milieu d'année 2020 :

– moins 14 % pour les mammographies.

– moins 8,5 % pour le cancer du col de l'utérus.

– moins 11,8 % pour le cancer colo-rectal.

Ces retards de dépistage et donc de prise en charge devraient occasionner une surmortalité par cancer de 6 à 8 % au cours des cinq prochaines années. Dramatique.

Désinfection

Les bactéries, c'est la vie ! Mais il faut distinguer celles qui peuvent nous porter préjudice et celles qui sont essentielles à notre équilibre. Notre corps en abriterait 100 000 milliards dans la bouche, sur la peau, dans l'intestin, le vagin, le colon entre autres, et la flore bactérienne, appelée microbiote, fait ici et là office de barrière défensive contre les microbes pathogènes. Une étude célèbre a montré par exemple que les enfants nés par césarienne ont moins de défenses immunitaires et sont donc plus sujets à des allergies. L'étude portait sur plus d'un million d'enfants suédois nés entre 2001 et 2012, et ceux nés par césarienne programmée présentaient 18 % plus de risques de développer des allergies alimentaires, et 21 % pour ceux nés par césarienne d'urgence. Nous savons également que lorsque sont traitées des brûlures avec des antibiotiques, la cicatrisation est plus longue.

Tout ça pour vous dire que nous ne devons pas tomber dans cet hygiénisme ambiant dont la Covid-19 a révélé la tendance lourde et parfois de manière absurde.

L'hygiène est essentielle. Pour soi, pour les autres. Mais il faut faire la différence entre nettoyer et désinfecter. Désinfecter implique de recourir à des produits chimiques pour tuer les germes par exemple. C'était le cas de certaines recommandations stupides telles que désinfecter ses aliments ou soi-même à l'eau de javel au début de la Covid-19. Rien que ça! Dans les établissements de santé, il est tout à fait normal et nécessaire que nous ayons des mesures d'hygiène strictes. Les infections nosocomiales sont un enjeu majeur, mais les entreprises, les hôtels, les écoles, les transports peuvent simplement appliquer les gestes basiques de nettoyage comme ils l'ont toujours fait. Autrement dit, ce n'est pas parce que vous allez nettoyer une table après chaque passage avec un puissant désinfectant que vous éradiquerez « plus » la Covid-19. Nettoyer, ouvrir les fenêtres, se laver les mains est suffisant.

Il faut donc retrouver la raison et revenir à des gestes simples.

Trop d'hygiène tue l'hygiène. Notre système immunitaire a besoin d'un équilibre ; le microbiote intestinal est composé de bactéries, celui de la peau aussi, sans que nous en mourrions. Au contraire. L'écosystème bactérien et viral est vital et le déséquilibrer par trop de désinfection ou d'antibiotiques peut engendrer la sélection d'espèces résistantes. L'asepsie en dehors du bloc opératoire est non seulement impossible mais une mauvaise hygiène de vie, sans jeu de mots!

Diagnostic

Comme je vous le disais précédemment, le diagnostic est l'étape suivant le dépistage, si ce dernier est positif. C'est donc la manifestation de symptômes qui permet de faire un diagnostic.

Un cas positif de la Covid-19 ne veut pas dire qu'on est malade. C'est le diagnostic, établi par votre médecin, qui vous déclare malade ou pas si vous avez des symptômes. J'insiste sur ce point : c'est le travail du médecin d'établir un diagnostic. Pas le vôtre. Donc attention à l'autodiagnostic qui conduit en général à l'automédication.

Il existe trois types de diagnostic. Positif, négatif et différentiel.

Si le premier est simple à comprendre, le second est parfois plus complexe, car il consiste à éliminer les possibilités qu'un patient ait contracté telle ou telle maladie. Mais il est tout aussi important de trouver que de ne rien trouver. Enfin, le troisième appelé « différentiel » est celui que l'on établit par comparaison lorsque par exemple vous présentez de nombreux symptômes de la Covid-19, mais qu'après diagnostic, il apparaît que c'est une grippe.

Dans tous les cas, on parle de démarche diagnostique, donc de chemin diagnostique, ce n'est pas Google qui peut le faire, ni l'intelligence artificielle. La médecine est une science et un art de l'anormalité, et le médecin est le personnage qui va au-delà de la norme, en observant, en interrogeant, en analysant, en cherchant, afin de poser un diagnostic. Beaucoup sont simples, j'en conviens, mais parfois on ne sait pas, on se trompe, on tâtonne, on imagine, et souvent on trouve. Une approche trop normative, trop utilitariste, hyperspécialisée ne peut et ne doit pas être l'avenir de la médecine. Comme je l'évoquais au sujet de l'auscultation, le rapport au médecin généraliste est fondamental, pour toutes les raisons que j'avançais. Et puis qui sait, il peut arriver aussi qu'il n'y ait tout simplement pas de diagnostic à faire ; parce qu'il n'y a rien de grave ou parce que tous les diagnostics graves ont été passés en revue et éliminés. On parle alors de diagnostic d'élimination !

Diabète

Le diabète est une maladie chronique caractérisée par un excès de sucre dans le sang. On distingue deux types de diabète. Celui de type 1 et celui de type 2. Le premier est dû à une absence de sécrétion d'insuline par le pancréas. Le second est dû à une mauvaise utilisation de l'insuline par les cellules de l'organisme. L'insuline, fabriquée par le pancréas, est une hormone dont le rôle est de maintenir le taux de sucre dans le sang. Donc si elle est en quantité insuffisante ou si elle est inefficace, le sucre s'accumule dans le sang et la glycémie (le taux de sucre) augmente anormalement.

Le type 1 est rare et plus fréquent chez les jeunes patients, le type 2 représente 92 % des cas et se développe de manière insidieuse. Il peut survenir au début de l'âge adulte et il se manifeste souvent dans le cas de surpoids. On l'appelle d'ailleurs le « diabète gras », tandis que le premier est souvent génétique.

Le type 2 est marqué par une résistance des cellules à l'insuline, et cela est aggravé par la présence de tissus gras. Cela se nomme l'insulinorésistance. Puis l'organisme devant s'adapter, le pancréas produit alors plus d'insuline, c'est l'hyperinsulinisme. Enfin, après quelques années, le pancréas s'épuise et ne parvient plus à produire de l'insuline, c'est l'insulinodéficience.

Selon l'INSERM, 2 millions de personnes souffriraient du diabète en France. Avec l'augmentation des cas d'obésité, ce diabète progresse et inquiète. L'on pourrait même parler d'épidémie. D'après les estimations de l'ONU, le nombre de personnes diabétiques de type 2 dans le monde est passé de 108 à 422 millions entre 1980 et 2014. Les symptômes sont nombreux, il peut s'agir du besoin fréquent d'uriner, de lentes cicatrisations, d'infections répétées de la peau mais également des gencives, de la vessie, des troubles de l'érection, de la fatigue ou encore une augmentation significative de la soif et de la faim.

Le diabète est un facteur de risque connu et reconnu pour les AVC, l'hypertension, l'infarctus du myocarde, l'insuffisance rénale, entre autres. Il est donc important de le surveiller ou de le dépister.

Après diagnostic, les premières mesures à prendre sont hygiéno-diététiques avec de l'activité physique et un régime alimentaire adapté. Ces règles peuvent suffire et dispenser de médicaments (antidiabétiques oraux, insuline) sauf en cas de diabète de type 1 ou sévère.

Dos

Je ne cesse de le dire : il n'est pas normal d'avoir mal au dos.

Appelé aussi lombalgie, le mal de dos est trop négligé, et en particulier le mal de dos inflammatoire qui vous réveille la nuit, et peut être un signe d'arthrite (inflammation des articulations) ou de spondylarthrite (inflammation chronique et ankylosante des articulations avec atteinte du rachis et du bassin).

Il est nécessaire de faire la différence entre le mal de dos « banal » et celui qui est plus grave et entraîne des conséquences sévères.

Une lombalgie commune, dans la plupart des cas d'origine mécanique (lésion des muscles, ligaments et disques), se soigne d'abord et avant tout par le mouvement, la marche essentiellement. Des antidouleurs peuvent également être prescrits, mais ils ne traiteront que les symptômes et pas les causes. Il faut agir à la racine. Les causes sont l'âge, la sédentarité et les contraintes physiques (surpoids) et psychologiques (professionnelles et personnelles). Malgré la banalité de ce mal, il s'agit d'un problème de prévention majeur, car il peut frapper à tout âge ; pensons par exemple aux cartables de nos enfants ou à la généralisation du télétravail.

Dans 90 % des cas, ce mal guérit en 4 à 6 semaines, mais lorsqu'il est chronique il demande une prise en charge spécifique. Donc si le mal persiste au-delà de 7 semaines, votre médecin peut vous prescrire des examens complémentaires (imagerie) afin d'affiner le diagnostic et le traitement. Après quoi, il sera possible de reprendre une activité physique encadrée via des centres spécialisés.

Si les douleurs sont insupportable, vous réveillent la nuit ou s'accompagnent de difficulté à marcher, à uriner ou aller à la selle, consultez rapidement un médecin.

Écologie

Étymologiquement, écologie signifie prendre soin de sa maison. Celle-ci peut être considérée au sens propre, et également en tant que lieu où l'on vit, qu'il s'agisse de son quartier, de sa ville, de son pays, de la planète ou de son corps. Car il est évident que ce qui est bon pour son corps est bon pour la planète et vice versa ; c'est cela la durabilité, et la médecine elle-même doit être durable.

Le retour à l'examen clinique, ne prescrire des examens complémentaires que lorsque nécessaire, privilégier quand on peut les interventions non médicamenteuses (INM) (physiothérapie, thérapie nutritionnelle, phytothérapie, activité physique, thermalisme...) dans le cadre de la prévention, du soin et des traitements, tout cela permet de trouver ou de retrouver un rapport équilibré à son corps et à la médecine. La réconciliation doit par exemple s'opérer entre allopathie et homéopathie. Voilà l'un des grands enjeux des années à venir. L'homéopathie n'est pas du charlatanisme ; il faut que soit soutenue plus ardemment une formation complémentaire au sein de la faculté. Il est impensable et dangereux qu'un homéopathe ne soit pas un médecin formé à la médecine, capable de diagnostiquer une pathologie sévère et urgente nécessitant par exemple une antibiothérapie ou une chirurgie.

L'homéopathie prend tout son sens en tant que médecine complémentaire dans la démarche ; elle ne peut être alternative qu'en prescription sécurisée par un médecin rompu aux diagnostics différentiels.

La médecine doit prendre toute sa part de responsabilité dans un monde durable, en termes sociaux, économiques et politiques. De la même manière que, pour soi et pour la planète, nous devons manger moins et mieux, la médecine doit prescrire mieux et moins. On estime à 1 milliard d'euros par an le gaspillage médicamenteux et de produits de parapharmacie. En 2015, l'association Cyclamed qui s'occupe de collecter les médicaments non utilisés (MNU), périmés ou non, a récolté plus de 12 000 tonnes de MNU.

Par ailleurs, ne tombons pas non plus dans une écoanxiété, pour reprendre le titre du livre de ma consœur Alice Desbiolles. Comme elle le dit, ne voyons pas tout en noir, et essayons simplement de raisonner en se disant, encore une fois, que ce qui est bon pour mon corps l'est tout autant pour la planète.

L'équilibre, toujours l'équilibre.

Écran

La planète entière a perdu le contrôle de ses écrans. Et la pandémie a accéléré la tendance. C'est à la fois préoccupant et désolant, car ils peuvent être un formidable outil d'apprentissage et d'émancipation.

Aujourd'hui, les consultations dans les services d'addictologie ne cessent d'augmenter et les enfants sont particulièrement touchés par ce problème. S'ils sont exposés trop tôt et trop longtemps, les conséquences sur le développement neuropsychologique (sans qu'il y ait de causalité établie) peuvent être sévères, tout comme en termes psychologiques (dépression, anxiété), comportementaux (absence de curiosité, manque de sommeil), physiques (surpoids, obésité) et épidémiques ; les cas de myopie ne cessent d'augmenter et les jeunes générations vont devenir des générations de myopes.

Les recommandations sont pourtant simples : pas d'écran avant l'âge de 3 ans, et jamais plus de 2 heures par jour quel que soit l'âge. Il serait absurde de vouloir les interdire, alors limitons le temps passé devant. Donc entre 20 minutes et 2 heures, selon que l'enfant a 3, 6, 9 ou 12 ans me semble raisonnable. Ce n'est pas de la morale, c'est de la prévention ! Une étude réalisée en 2020 par Médiamétrie pour l'Observatoire de la parentalité a montré, entre autres, que l'âge moyen d'obtention d'un *smartphone* en France est de 9,9 ans. Entre 3 et 14 ans, 1 enfant sur 5 a un téléphone portable. Ils sont 4 % entre 3 et 6 ans, 13 % entre 7 et 10 ans et 65 % entre 11 et 14 ans. L'écran de téléphone (37 % des enfants en utilisent un) est le troisième le plus consommé par les enfants après la télévision (64 %) et la console de jeux vidéo (55 %).

La Covid-19 a été un accélérateur de consommation addictive d'écrans ; chez l'enfant et chez l'adulte. Une étude de l'INED a révélé que pendant le premier confinement le temps passé devant l'écran par les enfants âgés de 8 ans était de 2 h 45. Selon le neuroscientifique Michel Demurget, auteur de *La fabrique du crétin digital*,

> « dès 2 ans, les enfants des pays occidentaux cumulent chaque jour presque 3 heures d'écran. Entre 8 et 12, ils passent à près de 4 heures 45. Entre 13 et 18 ans, ils frôlent les 6 heures 45. En cumuls annuels, ces usages représentent autour de 1 000 heures pour un élève de maternelle (soit davantage que le volume horaire d'une année scolaire), 1 700 heures pour un écolier de cours moyen (2 années scolaires) et 2 400 heures pour un lycéen de secondaire (2,5 années scolaires). »

Avouez que ces chiffres donnent le vertige ! Et comme je l'ai déjà dit, en toxicologie comme en alimentation, c'est la dose qui fait le poison.

Pour autant, ne soyons pas alarmistes et ne paniquons pas. L'usage accompagné et contrôlé par les parents est simple et efficace. L'éducation aux écrans doit être d'abord et avant tout familiale, et cela commence par faire la distinction entre les types d'écran que sont la télévision, le téléphone et la tablette. Si la première suppose un mode de consommation passif, les deux autres suggèrent une activité, une interactivité de la part de l'utilisateur. Également, il faut prendre en considération le contenu : sur une tablette, on peut aussi bien jouer à un jeu de course automobile qu'apprendre l'italien ou découvrir la flore tropicale. Et donc bien sûr, le contexte, autrement dit les conditions dans lesquelles l'enfant regarde l'écran ; avec ou sans parents, notamment, mais aussi le moment de la journée (pas d'écran le matin, avant de dormir, en mangeant ou dans la chambre).

Les écrans, comme tout outil, ne sont dangereux que si l'on en fait un mauvais usage ; et cela, quel que soit l'âge !

Ehpad

Les Établissements d'hébergement pour personnes âgées dépendantes sont des structures médicalisées qui accueillent les personnes âgées dépendantes. Contrairement à ce que l'on appelle des maisons de retraite, elles ont en théorie les ressources médicales (personnel, matériel) d'accueillir des personnes âgées (65 ans et plus). La France compte aujourd'hui 7 200 Ehpad, accueillants près de 600 000 personnes. L'âge moyen d'un patient est de 85 ans et la durée moyenne d'un séjour est d'un peu moins de 3 ans. Un tiers des résidents entre en Ehpad pour des maladies neurodégénératives. Pour un quart des Français décédés, l'Ehpad est le dernier lieu de vie.

Selon une enquête menée par la DREES (direction de la Recherche, des Études, de l'Évaluation et des Statistiques) l'âge d'entrée n'a cessé de reculer, ceci expliquant pour partie les différentes mesures en faveur du maintien à domicile des personnes âgées. Pour autant, et je le dis crûment, il semble que notre société ne veut pas voir ses vieux ; la faute, peut-être, à un manque d'anticipation de toute la société face à un virage démographique qui d'ailleurs va se poursuivre.

Selon les projections de l'ONU, le nombre de personnes âgées devrait plus que doubler dans le monde en

2050, et passer de 700 millions (2020) à 1,5 milliard. En France, un peu moins d'une personne sur 3 aura 65 ans et plus en 2050. Certes, c'est moins que dans les pays d'Europe du Sud, au Japon ou en Corée du Sud (38 %), mais cette « croissance grise » comme la nomme l'ONU interroge tout autant.

L'espérance de vie des Français ne cesse d'augmenter depuis 1950, mais vivre plus longtemps n'a de sens que si l'on vit mieux et en bonne santé.

La dépendance est donc un problème majeur qu'il convient d'anticiper et de prévenir sous peine de voir cette croissance grise se transformer en tsunami sanitaire, social et économique.

La Covid-19 a révélé une crise de la prise en charge des personnes âgées dépendantes, et les Ehpad sont apparus comme des mouroirs. Malgré le dévouement des personnels médicaux et encadrants, le manque de places, de moyens et de personnes compétentes a révélé l'inhumanité de nombreux établissements, publics et privés. Et ce ne sont pas les objets connectés qui vont remplacer les hommes et les femmes au chevet des patients, ni les lunettes 3D qui vont les conduire à la messe !

L'augmentation du nombre de personnes âgées, et en particulier dépendantes, impose de repenser les politiques publiques, mais également d'opérer un virage intellectuel et culturel. À condition que l'on veuille bien regarder l'âge et la dépendance dans les yeux, ce peut être un gisement d'emplois important par exemple. À condition que l'on veuille bien écouter ces personnes âgées et dépendantes, l'on doit pouvoir répondre à leurs aspirations pour une meilleure prise en charge, bénéfique pour elles-mêmes comme pour celles et ceux qui les entourent. À condition que l'on veuille bien accepter que l'on sera toutes et tous âgés et dépendants, l'on doit aussi pouvoir les inclure et faire vivre une société basée sur le partage et la transmission, et non sur la rupture et l'isolement.

Enfant

Je veux ici exprimer à nouveau ce que j'ai beaucoup dit et écrit lors de mes différentes interventions : les enfants sont considérablement moins touchés par la Covid-19. Pour rappel, ils représentent moins de 1 % des hospitalisations et des décès en France ; en Europe, moins de 5 % des cas covid signalés. Les formes graves et la létalité demeurent exceptionnelles. Loin de moi le fait de minorer les situations familiales dramatiques, car elles nous bouleversent toutes et tous. Cependant, il convient d'étudier chaque cas afin de comprendre pourquoi.

Selon Santé Publique France, sur les 13 décès d'enfants enregistrés à la fin de l'été 2021, 1 seul serait imputable au covid. Pour les autres, soit un facteur de risque était présent, soit plusieurs causes ont pu contribuer aux décès, dont des infections parmi lesquelles le covid. Il est évidemment bien difficile de définir quels éléments ont pu être plus déterminants que d'autres.

Il est donc nécessaire d'être prudent et de ne pas instrumentaliser, voire envenimer, la situation.

La résistance des enfants au virus s'expliquerait par le fait qu'ils présentent une immunité croisée avec d'autres virus, participant donc à une immunité naturelle et collective. Aussi, une question se pose s'agissant de leur vaccination. Plus, il semble bien que celle-ci remette en cause la balance bénéfice-risque chez l'enfant. Le bénéfice individuel et collectif est plus que discutable. Quant aux masques, dont les conséquences psychologiques et neurologiques ont été démontrées s'agissant des enfants, on ne peut que souhaiter qu'ils puissent tous les ôter.

Les enfants ont trop souffert de cette situation. Utilisés comme instruments de peur au début de l'épidémie (souvenez-vous de celles et ceux qui changeaient de trottoir lorsqu'ils croisaient des enfants dans la rue), responsables potentiels du décès de leurs grands-parents dans une campagne publicitaire, victimes de retards scolaires, interdits de loisirs, privés de divertissements, le temps est venu de les préserver et de les laisser vivre.

Des conséquences psychologiques et psycho-comportementales sont à craindre ; et l'hygiénisme (donc l'immaturité de leur système immunitaire) à leur égard fait redouter aux pédiatres une augmentation des cas de grippes et de bronchiolites pour les enfants nés après mars 2020. Ce fut le cas à l'automne 2021 pour cette dernière.

Citons donc ma collègue psychologue Marie-Estelle Dupont sur la question des masques : « Qu'on foute la paix aux enfants et aux ados ! »

Par leur résistance et leur immunité naturelles, les enfants sont peut-être plus la solution à l'éradication virale que le moteur de l'épidémie.

Épidémie

C'est Hippocrate qui, pour la première fois, utilise le terme d'épidémie. Mais au fait, que désigne-t-il ? Une épidémie désigne une maladie, la plupart du temps d'origine infectieuse, se développant dans une population ; également, elle peut signifier l'accroissement du nombre de cas dans une population, une région, une communauté ou une collectivité, d'une maladie préexistante. Aussi, elle peut concerner un faible nombre d'individus, s'étendre à un pays, voire au monde entier et dans ce dernier cas, on parlera de pandémie.

À titre d'exemple, le VIH, d'abord épidémie puis pandémie, a fait à ce jour plus de 36 millions de morts. La grippe dite espagnole aurait tué 50 millions de personnes dans le monde entre 1918 et 1919. La grande peste de Londres durant l'hiver 1664-1665 a décimé 20 % de la population de la capitale anglaise. Aujourd'hui, dans le monde, la grippe saisonnière tue en moyenne 470 000 personnes par an.

La Covid-19 n'est donc pas la peste du XXIe siècle. Il s'agit bien d'un virus pandémique, mais en France par exemple, nous avons constaté que nous connaissions de forts foyers infectieux plutôt qu'une épidémie au sens strict ; j'en veux pour preuve les nombreux transferts de malades entre départements et régions qui n'auraient pas été possibles dans le cas d'une épidémie.

L'épidémiologie n'est pas la science des épidémies mais celle qui étudie et modélise la fréquence et la répartition des problèmes de santé au sein des populations dans le temps et dans l'espace, ainsi que les facteurs qui les déterminent. Elle produit des modèles mathématiques et projette des situations statistiques. Or, ceci ne peut être confondu avec une réalité diagnostique ni avec un pronostic médical. En laissant cette parole, bien que compétente dans son domaine, s'exprimer, nombre de médias ont non seulement fait montre de leur incompétence culturelle dans le champ scientifique et médical, mais en plus cela a fait naître confusion, panique et psychose ; et par voie de conséquence mauvaises décisions politiques.

L'immunité ne se modélise que difficilement de façon mathématique. Les modèles comportementaux (outil de division de la population en catégories épidémiologiques) ont leurs limites car les êtres humains ont tous une immunité différente. Tout comme le taux de reproduction de base, que l'on appelle le *R* (pour rappel, il désigne le nombre moyen d'individus infectés par une personne infectée) qui a, nous l'avons constaté, de sérieuses limites en termes d'utilisation et de pertinence.

Là aussi, s'il est légitime et nécessaire que débattent entre elles et portes closes de manière contradictoire toutes les spécialités médicales en jeu lors d'une crise comme celle du covid, en surexposer certaines et en faire des paroles d'évangile est dramatique. Nous voulions tous savoir ce que nous allions devenir, mais tous ces chiffres et ces modèles n'ont rien fait d'autre que nous tromper et nous plonger encore un peu plus dans l'anxiété.

C'est toujours au médecin de terrain qu'il faut d'abord s'adresser ; et en premier lieu son généraliste. Car il incarne mesure et bienveillance, deux qualités qui ont manqué et qui sont salutaires pendant une crise.

Épreuve d'effort

Appelée également test d'effort, l'épreuve d'effort est un examen médical qui évalue les aptitudes cardiovasculaires d'une personne souffrant de douleurs dans la poitrine, ou dans le cadre d'un suivi cardiologique.

Le patient est soumis à une activité physique croissante et intensive (entre 10 et 30 minutes) pendant laquelle un électrocardiogramme est réalisé afin de mesurer l'activité cardiaque. Prescrite par votre cardiologue, le but de cette épreuve est d'accroître votre effort et votre rythme cardiaque, et ce faisant, dépister certaines pathologies cardiaques, artérielles, coronariennes.

Elle est souvent faite soit pour détecter une anomalie cardiovasculaire, soit dans le cas d'antécédents ou de facteurs de risque de maladies cardiaques, soit lorsque l'on souhaite commencer une activité physique ou en reprendre une après une longue abstinence, et dans les deux cas autour de 40 ans. Au-delà de 60 ans, il est impératif de passer une épreuve d'effort si vous ressentez une baisse en termes de performance.

Sachez que les sportifs de haut niveau sont coutumiers de l'épreuve d'effort. Elle est obligatoire dans le cadre de leur suivi sportif et de leur programme d'entraînement.

Errance de diagnostic

Pour vous patients, et pour nous médecins, l'errance diagnostique est une souffrance à la fois psychologique et physique. Souvent, elle est accompagnée par le sentiment d'être perdu, abandonné ; et quelques fois même, les symptômes s'aggravent.

L'errance diagnostique qualifie cette période significative (en mois, en années) pendant laquelle un patient n'obtient pas un diagnostic pertinent ; soit parce que la maladie est rare, soit du fait du caractère apparemment banal ou subjectif des symptômes. En d'autres termes, c'est l'inverse du parcours de soins. Dans de nombreux cas, cette errance pourrait être évitée grâce à un parcours de soin coordonné par le médecin généraliste, lequel, à partir des symptômes, indique les spécialistes. Mais beaucoup n'ont pas de médecin traitant (5,4 millions de Français en 2019), parfois le médecin méconsidère les symptômes et parfois, également, ce dernier ne sait pas vers qui orienter le malade.

L'errance diagnostique est très répandue dans le cas des maladies rares. Dans le monde aujourd'hui, 8 000 maladies rares sont recensées ; 3 000 000 de personnes en souffriraient, 30 000 en France. C'est le cas de la maladie de Lyme par exemple, qui est souvent sans symptômes forts mais qui peut entraîner des conséquences cutanées, articulaires ou neurologiques si, précisément, elle n'est pas diagnostiquée et traitée dès le début de l'infection.

Parce qu'elles sont nombreuses, parce que les symptômes le sont tout autant et parce que ces derniers varient en fonction des patients et de leurs âges, toutes les maladies rares ne peuvent pas être enseignées pendant les études de médecine. De fait, l'errance diagnostique est répandue ; et avec elle, une prise en charge insuffisante et inadaptée, et un manque d'information chez le soignant comme chez le patient.

Puisque notre système de santé a tendance à se structurer par filières et par pathologies (ce qui rend difficile l'accès au soin du fait que l'errance diagnostique est réelle), il ne faut surtout pas hésiter à s'adresser à des associations de malades, à des réseaux de maladies rares dans les hôpitaux ou le cas échéant, à changer de médecin.

Gageons que les patients souffrant de symptômes post-covid trouveront des réponses à leurs souffrances.

Essai clinique

Un essai clinique a pour objectif d'évaluer la sécurité et l'efficacité d'un traitement (médicament, dispositif, thérapie) chez des volontaires sains ou malades. Quatre phases structurent l'essai :

Phase 1 : Évaluer la toxicité du traitement sur un petit groupe de volontaires sains.

Phase 2 : Trouver la dose minimale efficace sur des patients malades et déterminer la tolérance et l'efficacité de la molécule sur quelques dizaines de patients (entre 100 et 300).

Phase 3 : Évaluer l'intérêt thérapeutique du médicament sur des milliers de personnes ; c'est au cours de cette phase que les volontaires sont répartis en deux groupes (l'un avec le traitement, l'autre avec un traitement de référence ou un placebo), après quoi, selon les résultats, le traitement reçoit l'autorisation de mise sur le marché.

Phase 4 ou post-AMM : La dernière phase pendant laquelle le suivi du médicament s'effectue sur le long terme, permettant ainsi de mesurer les effets indésirables, les complications, les biais de prescription ou le mauvais usage.

Il existe, dans le cas de situations d'urgence, ce qu'on appelle un usage compassionnel. Celui-ci permet de mettre des médicaments en cours d'essais cliniques ou en phase de demande d'une autorisation de mise sur le marché à la disposition de patients. Ces programmes ne sont mis en place que si le médicament est censé aider les patients atteints de maladies longues ou mortelles.

Dans un autre type de situation d'urgence comme celle de la crise de la Covid-19, des essais cliniques appelés Discovery menés par l'INSERM ont été réalisés en France puis à l'échelle européenne auprès de 832 patients hospitalisés entre mars 2020 et janvier 2021 sur un médicament nommé le remdesivir. Mais face à l'inefficacité de ce dernier, les essais ont été stoppés.

Quoi qu'il en soit, ces essais sont strictement encadrés par la loi ; l'intérêt des personnes prime toujours sur celui de la science et de la société.

Pour démarrer, l'essai doit avoir reçu un avis favorable du Comité de protection des personnes et une autorisation de l'Agence nationale de sécurité des médicaments et des produits de santé. Ces essais doivent être menés par un investigateur (médecin, sage-femme, dentiste) qui doit informer les volontaires sur l'objectif de sa recherche, sa méthodologie, les bénéfices attendus, les contraintes et les risques prévisibles. Toute personne sollicitée a le droit de refuser, comme tout volontaire a le droit de se rétracter, sans qu'il y ait aucune conséquence sur leur prise en charge actuelle ou future. Enfin, il doit également recueillir le consentement libre et éclairé des personnes et s'assurer qu'elles ont parfaitement les informations données.

Fake news

Que nous dit le Larousse sur cette expression qui nous pollue et nous irrite ? Qu'il s'agit d'une fausse information destinée à abuser la confiance du lecteur ; par extension, une information, fabriquée, biaisée, tronquée fabriquée par un média ou un réseau social dans le but de tromper l'opinion publique.

Dans le domaine de la santé, et cela ne date pas d'hier, elles sont un poison qui semble se propager bien plus vite que dans d'autres domaines. On en trouve dans tout : l'alimentation, le cancer, le cerveau, le VIH, la santé mentale et bien évidemment le covid ! Et malheureusement dans cette crise, des scientifiques ont aussi propagé des *fake news.* À l'insu de leur plein gré, diraient-ils ! Peut-être, mais eux, comme tous les propagateurs de fausses informations, contribuent à une société de la défiance, au confusionnisme et aux dérives complotistes et sectaires.

Alors, soyons honnêtes et clairs : comme dans toute science, il faut prendre garde à une vérité trop précoce. Car la relativité de la vérité en science existe. Ce que l'on croyait vrai sur tel sujet (en histoire comme en infectiologie) il y a 50 ans, ne l'est peut-être plus, ou à tout le moins, ne l'était pas complètement. Seule l'imagination et la recherche mêlées peuvent nous permettre d'approcher la vérité. Pour autant, et Platon nous l'enseigne, la conscience de notre ignorance et les limites de nos connaissances sont un préalable à toute recherche de la vérité. J'ajouterai que ce n'est pas parce qu'on ne sait pas que ça n'existe pas.

Dans tous les cas, il faut se prémunir contre ceux qui claironnent et annoncent la vérité avec la certitude des ignorants. Les *fake news* sont une pandémie qui peut entraîner de sérieuses complications en termes sanitaires. Pour lutter contre et s'en prémunir, il existe quelques gestes simples comme, entre autres, toujours identifier la source de l'information, son auteur, sa date, et croiser l'information avec d'autres sources. N'oubliez pas que la viralité d'une information ne qualifie en rien sa véracité. Autrement dit, ce n'est pas parce qu'on la reprend et répète cent fois, qu'une proposition est « plus vraie » ; c'est ce que l'on nomme un effet de vérité illusoire, particulièrement répandu sur les réseaux sociaux et sur YouTube.

Et lorsque par exemple vous vous trouvez face à une image qui semble « vraie », posez-vous toujours la question : est-ce une image juste ou juste une image ?

Femme enceinte

On le sait, vous le savez, et pourtant il ne faut pas cesser de le répéter : être enceinte n'est pas anodin. C'est une période de vulnérabilité et d'opportunité pour la future mère, le bébé et le futur père. De la même manière, la période dite des mille premiers jours qui s'étend de la grossesse aux 2 ans de l'enfant, impacte de manière significative les déterminants de santé de l'enfant.

Depuis le 1er mai 2020, l'examen prénatal précoce fait partie des rendez-vous obligatoires du suivi de grossesse, au même titre que les 7 examens prénataux déjà obligatoires. Il est un temps d'échange auquel le conjoint peut (et doit) participer et a pour objectif d'aider à ce que la grossesse se déroule pour le mieux. Il permet, entre autres, d'apprécier la santé globale de la femme enceinte, de repérer d'éventuelles fragilités chez les parents, de procéder à un suivi médical et de vaccination, d'identifier les besoins, les difficultés ou encore les accompagnements spécifiques dont la femme enceinte ou le couple peut ou doit bénéficier.

Cet examen intègre parfaitement ce parcours en termes de prévention. Comme les autres examens et bilans déjà en vigueur, il permet à nouveau d'alerter sur les comportements à risque, notamment en matière d'addiction.

Sachez que selon les chiffres du Baromètre Santé 2017, 54 % des femmes enceintes fumeuses déclaraient ne pas avoir reçu de conseils pour arrêter de fumer. Plus encore, 2 femmes enceintes sur 3 déclaraient la même chose s'agissant de l'alcool. Pour les situations plus complexes, comme la prise de drogue par exemple, la prise en charge se fait par différents acteurs de la santé tels que les structures spécialisées en addictologie, le réseau périnatal, les professionnels libéraux…

Si vous devez arrêter de fumer, des traitements existent et s'ils sont prescrits, ils sont remboursés à hauteur de 65 % par l'Assurance Maladie.

Par ailleurs, des médicaments tels que les anti-inflammatoires non stéroïdiens (ibuprofène, kétoprofène) dont nous avons parlé, ainsi que l'aspirine, ne doivent en aucun cas être pris sans avis médical. Ils peuvent avoir des effets néfastes, ne serait-ce que dans le cas d'une seule prise ou même à terme. Pour les autres médicaments, des pictogrammes présents sur les boîtes vous renseignent.

Enfin, et c'est nouveau, il est important de dire que l'hygiène bucco-dentaire est également fondamentale pendant cette période. Car, comme je vous l'ai dit, la santé des dents et de la bouche peut vous permettre de vous prémunir contre de sérieuses complications infectieuses. Pour ce faire, un nouveau dispositif a été mis en place par l'Assurance Maladie avec un examen dès le 4e mois et pris en charge à 100 %.

Le tabac, l'alcool, la drogue, la prise de médicaments sans avis ou recommandations médicales sont des poisons pour les femmes enceintes, et les conséquences pour elles-mêmes et le nouveau-né peuvent être dramatiques. Ils peuvent entraîner fausses couches, accouchements prématurés, des retards de croissance, des troubles du comportement, des complications cardiovasculaires ou encore des infections respiratoires.

Dans ces cas, comme de manière générale, il est important d'être accompagné ; pour soi, pour le conjoint et pour l'enfant.

Fréquence cardiaque

Le cœur est une pompe qui sert à faire circuler le sang. C'est un muscle qui se contracte et se relâche à intervalles réguliers. Il bat. Ce que l'on nomme fréquence est le rythme auquel le cœur bat ; il est mesuré par minute. La fréquence est donc le nombre de battements par minute du cœur. Lorsque le cœur bat trop vite, trop lentement ou de façon irrégulière, on appelle ça un trouble du rythme. Pour la majorité des personnes, il bat entre 55 et 85 fois par minute au repos. En deçà, on parle de bradycardie ; ce peut être normal, comme chez les marathoniens. Au-delà, cela se nomme tachycardie ; et à plus de 100, toujours au repos, il est nécessaire de consulter.

Pour chacun d'entre nous, dans le cadre d'une mesure après une activité physique, on peut calculer sa fréquence cardiaque maximale (FCM) : 220 (nombre établi statistiquement) – votre âge. Pour travailler votre endurance, restez avec une fréquence cardiaque comprise entre 60 et 75 % de cette FCM.

L'arythmie la plus fréquente se nomme la fibrillation auriculaire. Elle touche 1 à 2 % de la population et augmente avec l'âge. Elle représente 4 % des plus de 60 ans et 10 % des plus de 85 ans. Un cœur qui bat irrégulièrement entraîne une stagnation du sang et la formation de caillots. Ces caillots peuvent migrer dans la circulation sanguine, boucher une artère du cerveau, priver ce dernier en oxygène et entraîner un accident vasculaire cérébral (AVC). L'AVC est la complication la plus sévère dans ce cas ; il augmente de 5 % par an en l'absence de traitement. Également, la fibrillation auriculaire peut être une cause d'insuffisance cardiaque.

Les causes de la fibrillation auriculaire sont connues : l'insuffisance cardiaque, l'obésité, l'hypertension artérielle, l'hyperthyroïdie, le diabète, les maladies rénales ou bien les bronchites chroniques obstructives.

Dans le cas d'un diagnostic de fibrillation auriculaire, des médicaments anticoagulants sont prescrits afin d'empêcher la formation de caillots. On estime à 2/3 la réduction du risque de caillots, donc d'un AVC potentiel, grâce aux anticoagulants.

Prévenir demeure donc toujours la meilleure solution pour chacun d'entre nous. Cela va du simple fait de mesurer son pouls pendant une minute jusqu'à ce que l'on appelle la « santé mobile », permettant via son smartphone de télécharger un dispositif capable de réaliser un électrocardiogramme (ECG). De la même manière, l'Apple Watch serait en mesure de détecter une arythmie et une fibrillation auriculaire. Une récente étude américaine a montré que cet outil n'avait détecté que 41 % des cas. Pour autant, lorsque l'ECG réalisé par la montre est analysé par un cardiologue, ce sont 96 % des cas qui ont été détectés.

De quoi continuer d'affirmer que les outils technologiques ne sont utiles et pertinents que lorsqu'ils sont accompagnés par un professionnel, généraliste ou spécialiste. Donc, attention à l'autodépistage et à l'autodiagnostic.

Fréquence respiratoire

La fréquence respiratoire se définit en cycles par minute ; le cycle est calculé en additionnant le nombre d'expiration et d'inspiration par minute. Une fréquence respiratoire normale se situe entre 13 et 20. En deçà de 12, elle est lente, au-delà de 20, elle est accélérée. En réalité, l'on peut affirmer qu'il n'existe pas à proprement une fréquence respiratoire normale car celle-ci est déterminée neurologiquement, en fonction des besoins. Ainsi, le chiffre varie d'une personne à l'autre.

Un premier paramètre est l'oxygène : quand l'oxygène baisse, la fréquence augmente et inversement. Un second paramètre allant souvent de pair, est la saturation en oxygène, c'est-à-dire la quantité d'oxygène transportée par le sang dans notre organisme. Deux méthodes permettent de le mesurer. Soit une gazométrie qui va mesurer, via une prise de sang, la saturation artérielle en oxygène ; soit une saturométrie (ou oxymétrie du pouls) qui, via un appareil placé au bout du doigt, mesure la saturation dite pulsée en oxygène.

Un taux de saturation normal se situe entre 95 et 100 %. Là aussi, quand la saturation baisse, la fréquence augmente et inversement. Les fumeurs par exemple ont souvent un taux de saturation à 95 %, tandis que les non-fumeurs sont à 99 %. L'important est de connaître sa saturation de base.

De manière générale, un trouble de la fréquence respiratoire se nomme dyspnée. Quand la fréquence est trop basse, on parlera de bradypnée, et lorsqu'elle est trop haute, de tachypnée.

La dyspnée se caractérise par un inconfort, une difficulté respiratoire lors d'une activité usuelle n'entraînant normalement aucune gêne. Elle peut être aiguë ou chronique, et avoir des causes cardiologiques, pneumologiques, ORL ou neurologiques.

Selon la New York Heart Association (NYHA), 4 stades sont à distinguer : l'absence de dyspnée lors d'efforts habituels dans la vie quotidienne. Une dyspnée pour les efforts importants habituels tels que monter plus de deux étages ou marcher rapidement. Une troisième pour les efforts peu intenses de la vie courante comme la marche sur plat ou la montée de moins de deux escaliers. Et enfin, la dernière, la dyspnée permanente de repos ou pour des efforts minimes tels que s'habiller par exemple.

Là aussi, pour la dépister et faire le bon diagnostic, il n'est pas nécessaire de se précipiter chez un spécialiste si vous ressentez cet inconfort. Ne le négligez pas, mais rendez-vous d'abord chez votre généraliste qui évaluera votre fréquence respiratoire à partir des différents paramètres et mesures.

Gestes barrière

Eux aussi ne sont pas nés avec la Covid-19. Chaque année, au moment des épidémies de grippe, de rhume, de bronchiolite et de gastro-entérite, nous les recommandons, mais avouons-le, rares sont celles et ceux qui s'y prêtent. Je ne vous jette pas la pierre, mais c'est bien dommage, car force est de constater qu'ils sont très efficaces. La preuve en est puisqu'aucun cas grave de grippe n'a été constaté en France entre octobre 2020 et avril 2021 selon Santé Publique France ; tandis que 860 cas graves avaient été rapportés la saison précédente. Et si l'on ajoute à cela qu'ils sont très peu coûteux pour la sécurité sociale, vraiment, on aurait tort de s'en priver !

Ils sont simples : se laver régulièrement les mains ou si l'on ne peut pas, utiliser une solution hydroalcoolique, éternuer dans son coude, respecter une distance physique de 2 mètres, porter un masque lorsque l'on est infecté. Voilà pour quelques-uns des gestes simples. Chez soi également, aérer régulièrement, ne pas partager les couverts ou éviter le contact entre deux brosses à dents.

Pourtant, et je le comprends, pour qu'ils soient acceptés, ces gestes doivent être faisables et tenables dans la vie quotidienne. Il est nécessaire de trouver le bon équilibre et ne pas, encore une fois, tomber dans un hygiénisme paranoïaque et mortifère. D'après les données recueillies par Datacovid auprès de 5 000 personnes entre le 15 et le 20 avril 2020, il apparaît que 88 % des personnes ont respecté le fait de ne pas se serrer la main ni s'embrasser, et 86 % de ne pas se regrouper. Cela descend à 72 et 79 % pour les jeunes de moins de 24 ans. 2 Français sur 3 acceptent de se laver les mains régulièrement et 56 % respectent le fait d'éternuer ou de tousser dans son coude.

Alors vous me direz : « À situation exceptionnelle, mesures exceptionnelles ! » Et je vous répondrai que ces gestes, contrairement au confinement généralisé, ne sont pas exceptionnels. Nous, médecins, en appliquons beaucoup quotidiennement à l'hôpital dans le cadre de la prévention contre les infections nosocomiales. Vous, peut-être, avez dû les respecter lorsque vous vous êtes rendus dans un service de maternité, en tant que père, famille ou ami. Et combien de fois avez-vous dit, lorsque vous aviez un rhume par exemple : « Je n't'embrasse pas, mais l'cœur y est » ? Et le préservatif, qu'est-il, sinon une mesure barrière contre le VIH ?

Tous ces gestes, et d'autres, sont universels, quelle que soit la menace, présente ou pas. Ils sont des outils de prévention et je le répète, d'une simplicité confondante. Gageons que nous ne les oublierons pas lorsque la Covid-19 sera maîtrisé.

Gestes d'urgence

Bien entendu, comme leur nom l'indique, les gestes d'urgence sont d'abord le fait de la médecine d'urgence.

Dans un monde idéal, ils ne devraient pas exister, car ils signent l'échec de la prévention, et sont par conséquent là pour pallier ce dernier.

Lorsque l'on n'est pas médecin, il existe des gestes d'urgence auxquels on peut se former. Chaque année d'ailleurs, pas moins de 10 000 vies pourraient être sauvées si ne serait-ce qu'1 personne sur 5 connaissait les gestes d'urgence.

Malgré le succès indéniable des campagnes de sensibilisation, moins de 7 % des Français effectuent chaque année une formation aux gestes d'urgence.

En Europe, une grande disparité existe entre les pays du Nord et ceux du Sud. Au Danemark par exemple, 30 % de la population est formée aux gestes d'urgence. Une culture citoyenne est fortement encouragée et développée, et des mesures étatiques sont aussi proposées. Ainsi, systématiquement, en Allemagne et au Danemark, le candidat au permis de conduire se voit-il proposer 8 heures d'initiation aux premiers secours. Outre-Rhin, les chauffeurs d'autobus et de taxi reçoivent 16 heures de formation. Encore en Allemagne, les enfants sont initiés dès l'âge de 5 ans. À 8 ans, ils savent stopper une hémorragie, et à 10, effectuer un massage cardiaque ! En théorie, cela devrait être le cas en France en milieu scolaire. Une instruction rendant obligatoire la formation aux premiers secours est parue au bulletin officiel à la fin de l'été 2016, mais les responsables des écoles, des collèges, des lycées ne le savent pas ou ne le font pas. Pourtant, cela devrait faire partie intégrante de l'instruction civique.

Chaque année en France, 40 000 personnes meurent d'un arrêt cardiaque. Dans 70 % des cas, il se produit devant un ou plusieurs témoins, et l'on sait qu'il faut agir vite car chaque minute perdue diminue de 10 % les chances de survie. Appeler les secours, les attendre (le temps d'intervention se situe entre 7 et 12 minutes selon les circonstances), procéder à un massage cardiaque ou utiliser un défibrillateur (s'il y en a un) peut améliorer les chances de survie. Savoir utiliser un défibrillateur est fondamental, et cela s'apprend, car ce n'est pas l'appareil qui sauve des vies ; ce sont les gestes d'urgence qui permettent de savoir s'en servir. Et, je le répète, se former est simple. Cela ne demande que quelques heures et se réévalue tout au long de la vie.

Ces gestes d'urgence sont des gestes citoyens que chacun devrait connaître, car ils peuvent s'avérer nécessaires dans de nombreuses situations : accidents de la route, accidents domestiques, morsures, piqûres, griffures, pathologies, traumatisme, inconscience, étouffement, étouffement de l'enfant… Savoir protéger et alerter, placer en position d'attente, remédier à une perte de connaissance, maîtriser un arrêt cardiaque, savoir compresser une hémorragie sont des actions nécessaires à connaître. Pour soi comme pour les autres.

Gorge

Dans la majeure partie des cas, les maux de la gorge sont d'origine infectieuse, plus rarement bactérienne. Les affections courantes sont souvent dues au tabagisme, à la pollution, aux allergies ou aux remontées acides. La douleur, située au niveau du pharynx ou des amygdales, se traduit par des picotements, une sensation de brûlure, une difficulté à avaler, et aussi, dans d'autres cas, de la fièvre, de la toux, un écoulement nasal, une altération de la voix ou encore des ganglions. Les causes sont souvent la rhinopharyngite, l'angine, la mononucléose ou plus rarement l'angine à streptocoque A. La provenance de l'infection, bactérienne ou virale, ne peut être déterminée qu'après prélèvements. C'est le test de diagnostic rapide (TDR) qui va permettre de déterminer l'origine de l'infection. Dans 90 % des cas, l'angine sera d'origine virale et ne nécessitera pas d'antibiothérapie. Il est capital que le TDR soit réalisé, car l'angine bactérienne peut provoquer des rhumatismes aigus, articulaires ou cardiaques aux conséquences redoutables.

Par ailleurs, les angines récidivantes, comme un mal de gorge persistant ou une modification de la voix récurrente, doivent attirer l'attention. Cela peut être le signe d'un foyer infectieux persistant ou d'une maladie sous-jacente. Ce peut être un type de cancer des voies aéro-digestives.

Dans tous les cas, il faut immédiatement consulter votre généraliste qui vous recommandera auprès d'un ORL.

Greffé

En France, ce sont environ 5 000 personnes qui reçoivent une greffe chaque année. Afin d'éviter les risques de rejet du greffon, les greffés observent un traitement immunosuppresseur afin que leur organisme n'attaque pas le nouvel organe. Or, ce traitement diminue la résistance et l'efficacité du système immunitaire, favorisant ainsi les infections comme la Covid-19, notamment.

Dans le cadre de cette crise, la conception de la prévention à l'égard des personnes greffées est donc différente.

Dans le cas de patients ayant une maladie rénale chronique par exemple, les risques de développer une forme sévère de la maladie sont réels. Ils sont plus élevés chez les patients dialysés ou transplantés. La létalité de l'infection est de 15 % chez les patients dialysés dont la moyenne d'âge est de 72 ans. Concernant ceux ayant une insuffisance rénale chronique aux stades 4 et 5 (sévère ou terminal), ce taux est multiplié par 3,5. Selon une étude française réalisée en mars 2020 (donc sans le vaccin) auprès de 1 216 patients greffés du rein, le taux d'infection était de 5 %. Pour ces personnes dialysées ou transplantées, la vaccination s'avère être nécessaire mais pas suffisante.

De manière plus générale, la mortalité suite à une infection du coronavirus est de 20,5 % pour les patients greffés non vaccinés et de 9,3 % pour ceux étant vaccinés. En d'autres termes les greffés et de manière générale les immunodéprimés auraient besoin d'un rappel vaccinal supplémentaire afin d'être mieux protégés. Une étude menée par l'université de Toulouse auprès de 101 patients greffés, a montré que 40 % d'entre eux avaient des anticorps après la deuxième dose vaccin Pfizer, et 68 % après une troisième dose. Cette étude a été confirmée par une seconde réalisée sur 159 entre janvier et juin 2021 greffés du rein par l'université de Strasbourg.

Tout indique donc que, quelle que soit la greffe, le schéma vaccinal est à adapter dans le cadre de la Covid-19.

Handicap

Le terme, tel que nous l'employons, est relativement récent puisqu'il date des années cinquante ; avant, il était coutumier de parler d'infirmité ou d'incapacité.

Selon la loi de février 2005 pour l'égalité des droits et des chances, la participation et la citoyenneté des personnes handicapées, le handicap désigne « toute limitation d'activité ou restriction de participation à la vie en société subie dans son environnement par une personne en raison d'une altération substantielle durable ou définitive d'une ou plusieurs fonctions physiques, sensorielles, mentales, cognitives ou psychiques, d'un polyhandicap ou trouble de santé invalidant ».

12 millions de Français sont touchés par un handicap. Cinq catégories de handicap existent. Il peut être mental, sensoriel, psychique, moteur ou invalidant dans le cas des maladies du même nom. On distingue le handicap visible de l'invisible. Et on le sait moins, mais 80 à 85 % des handicaps sont dits invisibles, ce qui signifie qu'on ne peut pas les détecter directement. De fait, et c'est tout à fait déplorable, ils sont moins reconnus par la société de manière générale, alors que nous les connaissons tous. Les maladies chroniques, les cancers, le diabète, l'agoraphobie, l'insuffisance cardiaque, respiratoire, la dépression,

les troubles du langage, la surdité sont, parmi d'autres, des handicaps dits invisibles. Cette non-reconnaissance dans la sphère privée comme dans la vie en société et en entreprise peut avoir des conséquences sur la santé mentale du patient.

Également, on distingue le handicap acquis et le handicap inné, la différence s'établit selon le fait qu'il survient dès ou après la naissance. Une maladie congénitale est un handicap inné. Et selon sa gravité, comme dans le cas d'une infirmité motrice cérébrale par exemple, des gestes de prévention existent afin d'éviter les escarres, les phlébites, les embolies pulmonaires, les affections cardiaques. L'AVC est la première cause de handicap acquis, donc encore une fois c'est un enjeu de prévention important.

Dans tous les cas, l'irruption d'un handicap bouleverse nos vies et de nombreuses structures d'aides permettent de nous accompagner dans ce moment douloureux.

Beaucoup de ces situations de vulnérabilité sont des facteurs de risque pour la Covid-19 et synonymes de retard d'accès aux soins et à la prévention.

Hydroxychloroquine

Désormais vous savez ce que c'est, n'est-ce pas ? Oui ? Non ? Alors, un petit rappel quand même. L'hydroxychloroquine est une molécule indiquée dans le traitement de maladies auto-immunes telles que le lupus ou la polyarthrite rhumatoïde par exemple.

Le raisonnement du professeur Raoult était que, combiné à de l'azithromycine, ce traitement administré en amont, (donc lorsque les patients avaient des formes modérées, moyennes, ou en voie d'aggravation), était efficace contre le SARS-CoV-2 (c'est le virus et non la maladie, qui est la Covid-19). Or, malgré les résultats obtenus, ce traitement a très rapidement suscité la polémique notamment du fait des protocoles de tests : trop petit nombre de patients, des patients à des stades différents de la maladie, pas comparables au sein des groupes constitués. D'autres études ont aussi été menées jusqu'à la fin de l'année 2020, et les résultats ne se sont pas révélés significatifs. Pire : certaines ont fait notamment apparaître des problèmes cardiaques chez certains patients. Les anti et les pro se confrontent et s'affrontent, et l'hystérie est en marche. En juin 2020, une étude du *Lancet*, remise en cause par ses propres rédacteurs, finit de mettre le feu aux poudres.

Quelques mois plus tard, le 2 mars 2021, l'OMS publie un communiqué déconseillant l'hydroxychloroquine comme traitement préventif contre le SARS-CoV-2.

Pourtant le mal était fait. Et son origine est claire : une psychose universelle ; face à laquelle, plutôt que de s'asseoir, réfléchir et débattre sereinement, on a préféré la guerre de tranchées.

Car oui, la science doute, débat et recherche, et c'est comme cela qu'elle progresse, mais elle ne peut et ne doit pas le faire à la lumière des plateaux de télévision et des réseaux sociaux. Je peux comprendre un certain engouement médiatique pour une molécule apparemment miraculeuse, mais encore faut-il qu'il soit encadré par une parole objective. Par leur méconnaissance, leur inculture parfois, la projection de leurs propres peurs aussi, les chroniqueurs, les éditorialistes, les soi-disant experts ont une responsabilité importante dans l'hystérisation sur ce sujet. Rarement ils ont aussi bien incarné la fameuse règle des trois L (lèche, lâche, lynche) concernant le professeur Raoult. Et que dire de certains parmi mes confrères ? À commencer par le personnage principal de cette comédie hystérique. Considérée avec calme, sa réflexion de départ et ses propositions sont de bon sens. La suite l'est moins. Querelles de chapelles, luttes de pouvoir, ou simples enfantillages ont généré une situation dramatique pour les patients, les citoyens incrédules et les médecins eux-mêmes, pris en otages de prescription.

Lui, comme d'autres, ont contribué à rendre inaudible un protocole qui, je le répète, aurait dû être considéré et approfondi, sereinement. La suite des événements a démontré que l'hydroxychloroquine n'était pas la molécule miracle tant espérée. Mais pire que cela, l'une des conséquences de cette polémique hystérique a consacré, une fois de plus, une redoutable maladie : le manichéisme.

Hippocrate

Comme on dit vulgairement, c'est la base. La base de la médecine, de son histoire, de notre histoire, de notre engagement et de notre métier. L'histoire des grands hommes dépasse souvent la réalité pour devenir légende. Des légendes qui nous inspirent.

De nombreuses questions se posent encore aujourd'hui sur les textes qui lui sont attribués, encore beaucoup sur ce que furent l'homme et le médecin, mais pas du tout sur ce qu'il a légué à l'humanité et à la médecine.

Contemporain du siècle dit de Périclès correspondant à l'une des périodes les plus exceptionnelles de l'histoire athénienne en termes politiques, intellectuelles, scientifiques et artistiques, Hippocrate (vers – 460 avant JC et – 377 avant JC) était vraisemblablement déjà un médecin considéré et respecté de son vivant. Mais c'est à la Renaissance, que sa méthode, sa médecine et son enseignement vont nous être transmis au travers de textes retraçant et détaillant autant que faire se peut sa vie et son œuvre. Certains seraient de sa main ou écrit sous sa dictée, d'autres, en nombre, sont évidemment apocryphes. Le débat subsiste mais ce n'est pas là l'enjeu pour nous médecins.

Car il est notre père, le père fondateur de la médecine à la fois d'un point de vue clinique et éthique, dont le fameux serment est l'emblème.

Hippocrate est le premier à avoir fait de la médecine un art et une science autonomes et affranchis des croyances religieuses ou relevant de la magie. Avec lui, la médecine devient rationnelle, structurée, objective. Elle considère le patient comme à la fois l'enjeu (sa prévention, ses symptômes, son diagnostic, son traitement) et la finalité (sa guérison) de la médecine. Ce n'est donc pas la médecine qui doit triompher mais le patient qui doit être soigné. Et ce patient, Hippocrate ne le décorrèle pas de l'environnement dans lequel il évolue : la nature, les saisons, le climat, l'alimentation, les régimes politiques font partie intégrante de l'environnement de santé du patient. Ils sont des déterminants de santé au même titre que la médecine ; nous en reparlerons.

Bref, vous comprenez donc pourquoi, toujours aujourd'hui, Hippocrate s'impose et inspire. Si j'exagérais, je dirais même qu'il avait tout compris ; et que la suite de l'histoire ne sera finalement que technique et recherche. Malheureusement, je crains qu'on l'oublie trop souvent, au nom précisément de cette technique ; au profit d'une médecine trop technique et technologique. Et ce faisant, l'on oublie ou l'on méprise la nécessaire relation au patient.

Pourtant, nous prêtons tous serment. Mais quel regard est porté aujourd'hui sur le serment d'Hippocrate ? N'est-il devenu que folklorique ? Comme vous le savez, il fonde notre code de déontologie. Et pourtant, ces derniers mois, il semble qu'on lui a préféré la lumière médiatique et le pouvoir politique.

La médecine est à la fois une tradition, une transmission et une innovation. Mais ce qui la fonde est son éthique. Son respect et son observance quotidiennes constituent la garantie absolue de la qualité des soins. Il serait bien de ne jamais l'oublier ; et pour ce faire, ne jamais cesser de lire et de relire le serment d'Hippocrate.

Hypertension

N'y allons pas par quatre chemins, l'hypertension artérielle est la maladie chronique la plus répandue dans le monde. Ce sont aujourd'hui 1,3 milliard de personnes qui en souffrent, dont 700 millions qui ne sont pas traités. En France, l'on compte 14 millions d'hypertendus, dont 1/3 qui n'est pas traité. Comme son nom l'indique, l'hypertension est caractérisée par une pression trop importante du sang dans les artères. Sont déclarés hypertendus, les patients dont la pression s'exerce et persiste dans le temps.

On parle d'hypertension si la pression artérielle systolique (la pression dans les artères quand le cœur se contracte) est égale ou supérieure à 14 cmHg (centimètre de mercure), et si la pression artérielle diastolique (pression dans les artères au moment où le cœur se dilate et se remplit) est égale ou supérieure à 9 cmHg. Autrement dit, une bonne tension artérielle est par exemple 12/8. Et la meilleure, 11/7 !

Les facteurs de risque existent et sont connus : l'âge (40 % des personnes de 65 ans, 90 % des personnes de 85 ans), les antécédents familiaux, une alimentation trop riche en sel, la consommation excessive d'alcool, de tabac, le surpoids, l'obésité, l'absence d'activité physique ou encore le stress sont des déterminants importants.

Également, elle peut être conséquence d'une maladie, rénale par exemple, et elle est un motif de surveillance accrue pendant la grossesse.

Aussi, du fait de la fragilisation des vaisseaux sanguins, peut-elle entraîner des insuffisances cardiaques, des infarctus du myocarde, des AVC, des insuffisances rénales ou des lésions de la rétine entraînant une cécité partielle ou totale.

L'hypertension est une maladie qui survient généralement sans symptômes, l'OMS parle à ce sujet de *non-communicable disease*. Néanmoins, des maux de tête, des palpitations, des saignements de nez, des vertiges peuvent être des signes.

On ne guérit pas d'hypertension, cependant on la traite afin d'abaisser la pression. Dans le cadre d'une hypertension légère, le bon traitement est de modifier ses habitudes en termes d'alimentation, d'exercice physique ; lorsqu'elle est dite modérée voire élevée, un traitement médicamenteux intervient en plus du changement d'habitudes.

Si l'on est un sujet à risque, il est important de faire mesurer sa tension régulièrement ou de se doter d'un appareil si possible. Il s'agit d'un tensiomètre et son utilisation est simple. Asseyez-vous confortablement et restez calme pendant quelques minutes. Posez le brassard comme indiqué et pendant la mesure, ne parlez pas, ne bougez pas et ne serrez pas le poing. Une fois terminée, notez bien les données. Dans le cas d'un suivi ou d'un prédiagnostic, appliquez la règle des 3 : réalisez 3 mesures espacées de 1 à 2 minutes chacune le matin avant de manger, et faîtes de même le soir avant de vous coucher. Répétez l'opération pendant trois jours. Consignez-les et transmettez-les à votre médecin. En fonction des résultats, celui-ci vous recommandera auprès d'un cardiologue.

Attention, le tensiomètre ne doit non plus devenir une source d'anxiété ; de la même manière que vous ne prenez pas votre température tous les jours, ne prenez pas votre tension non plus quotidiennement, sauf consigne spécifique !

IMC

J'ai rarement autant entendu parler de l'Indice de Masse Corporelle que ces dernières années.

Plus pertinent que le poids, l'IMC est un indicateur permettant d'évaluer les risques pour la santé.

Il est calculé en divisant le poids (kg) par le carré de la taille (m^2) et classé en 7 catégories. Ainsi, si vous pesez 70 kg et que vous mesurez 1 m 70, le calcul de votre IMC s'effectue comme suite : 70 / 1,70 * 1'70 = 24,22, donc 24,22 (kg / m^2).

Selon l'OMS, si votre IMC se situe entre 18,5 et 25, il est normal. En dessous, il indique une maigreur ou une dénutrition. Au-dessus, le surpoids, l'obésité modérée et l'obésité dite sévère ou morbide.

Le calcul de l'IMC est une méthode fiable pour les personnes âgées de 18 à 65 ans. Pour autant, ne vous y trompez pas. Cela reste statistique. Et le débat porte bien évidemment beaucoup plus entre la maigreur, la normalité et le surpoids.

S'il est évidemment établi que la maigreur et le surpoids sont à considérer de manière objective, chaque cas est différent. Ce calcul ne remplace donc pas votre médecin. Encore une fois, il est un indicateur vous permettant d'être alerté et donc de consulter votre médecin. Seul ce dernier, dans un premier temps en tout cas, saura vous renseigner et vous orienter sur ce que vous devez faire, et le cas échéant, vers des spécialistes.

Immunité

C'est l'ensemble des mécanismes de défense immunitaire face aux agressions d'éléments extérieurs (virus, bactéries) ou intérieurs (dans le cas de maladies auto-immunes) à ce même organisme. L'étude de l'immunité se nomme immunologie et on distingue deux types d'immunité : l'immunité innée et l'immunité acquise.

La première défend l'organisme de manière spontanée ; la peau, les muqueuses par exemple constituent la première barrière contre les infections. La seconde se constitue à partir du moment où un agent infectieux a sollicité l'immunité innée, et déclenche la réaction de cellules appelées lymphocytes. Cette immunité entraîne deux types de réponse : l'une cellulaire et l'autre humorale. La première déclenche les lymphocytes T ; la seconde, les lymphocytes B qui produisent des anticorps contre les bactéries.

Quel que soit l'angle par laquelle on la considère, nous ne naissons et ne vivons pas avec la même immunité. De fait, elle demeure un objet d'études dont il est bien difficile aujourd'hui de saisir toute la complexité. Nous savons dans quelles circonstances elle est « sollicitée » (manque de sommeil, mauvaise alimentation, maladie, infection, traitements médicamenteux immunosuppresseurs et immunodépresseurs), mais son évaluation est difficile. C'est, par exemple, ce qui pose problème en termes de vaccination, où l'enjeu est de doser les anticorps. Les variations sont nombreuses en fonction des individus et en fonction des modes de vie individuels ; nous savons notamment que le psychisme joue un rôle important sur l'immunité de chacun. Je me souviens de ces nombreux patients qui pour certains se réjouissaient d'avoir après dosage une quantité d'anticorps très élevée, et d'autres maugréant contre la vaccination et prenaient peur face au nombre très faible de leurs anticorps, sans que pour autant ils soient infectés. Les anticorps baissent avec le temps après le vaccin, mais il est probable aussi que, comme je vous le disais à propos à la fin de l'article concernant les anticorps, lorsque l'immunité humorale baisse, l'immunité cellulaire augmente.

Aussi, on peut légitimement s'interroger sur la notion d'immunité collective. Elle est un Graal et, de fait, on ne sait pas si elle existe. L'immunité collective est une question complexe. Personne ne sait à quel niveau elle intervient. Doser les anticorps comme nous le faisons en routine est une approximation fausse : certains anticorps sont protecteurs, d'autres non. En résumé, nous ne savons pas ce que nous mesurons ni si cela reflète réellement l'immunité.

Par contre, l'immunité collective semble rendue possible par l'immunité dite croisée, lorsque par exemple un patient a été atteint par un autre virus antécédent ; cela pourrait expliquer par exemple la bonne immunité des enfants, dont le système immunitaire est beaucoup sollicité au cours des premières années de vie, face à la Covid-19. Immunité post-infection, immunité croisée et immunité post-vaccin pourraient aboutir à l'immunité collective.

Par ailleurs, nous assistons depuis quelque temps à l'émergence de maladies disimmunitaires ou auto-immunes, caractérisées par un dérèglement interne du système immunitaire ; comme s'il se retournait contre lui-même. Le lupus, la thyroïdite, la polyarthrite en sont des exemples patents tendant une fois de plus à montrer que nous sommes loin d'avoir tout compris, que nous devons rester humbles et que peut-être l'avenir se joue dans la régulation de l'immunité.

Bref, je vous l'ai dit : on ne naît et on ne vit pas tous égaux devant l'immunité.

Alors que faire, me direz-vous ? Comment renforcer son immunité ?

Comme toujours, la « sainte trinité » : alimentation (riche en vitamines A, C, D et E, mais aussi en zinc, magnésium et fer), sommeil et activité physique. La phytothérapie, les compléments alimentaires, les deux de manière scrupuleusement dosée et en cure courte, peuvent avoir un impact positif sur les défenses immunitaires. Mais ne cherchez pas de remède miracle, car il n'y a pas de miracle en médecine !

Immunodéprimé

L'immunodépression se caractérise par l'affaiblissement du système immunitaire. Composé de cellules et de protéines, chacune d'entre elles est programmée pour défendre l'organisme, selon des fonctions et des « missions » particulières. Lorsque le système faiblit ou faillit, il n'est plus capable de se défendre et rend l'individu vulnérable face aux bactéries, virus et aux maladies qui circulent.

Le VIH est la pathologie la plus connue en termes d'immunodépression. Mais celle-ci peut être aussi génétique, ou bien causée par le diabète, l'insuffisance cardiaque, respiratoire, rénale, la malnutrition, le cancer ou encore la chimiothérapie.

Les symptômes d'immunodépression sont la fatigue chronique et intense, la prise ou la perte brutale de poids, la vulnérabilité aux infections, les guérisons plus longues.

On l'a vu avec la Covid-19, les personnes immunodéprimées présentent des risques plus importants de contracter des infections ; et de manière générale, on le comprend, l'immunodépression peut être la cause d'affections plus ou moins sévères. Les risques de cancers, notamment, sont possibles.

Traiter l'immunodépression peut se faire par antibiothérapie dans le cas d'infections. Lorsqu'il s'agit d'un patient immunodéprimé héréditaire, les thérapies géniques sont aujourd'hui un sujet d'étude. Enfin, des médicaments sont prescrits dans le cas de maladies auto-immunes (lorsque le système immunitaire se retourne contre l'organisme) ou inflammatoires.

Et bien sûr, dans le cadre de la Covid-19, la vaccination des immunodéprimés est une priorité. Des rappels vaccinaux voire des anticorps monoclinaux sont même préconisés chez les patients dont le système immunitaire est le plus affaibli.

Infobésité

Théorisé dans les années soixante dans le cadre d'études menées en entreprise aux États-Unis, l'infobésité est la contraction d'information et d'obésité. En d'autres termes, le terme désigne aujourd'hui par extension la surabondance d'informations dans un monde battu par l'information, les médias, les réseaux sociaux, les outils de communication (téléphones, internet) et la communication.

L'infobésité crée donc ce que l'on nomme l'infodémie dont la principale caractéristique ou symptôme est que l'individu ne sait plus distinguer le vrai du faux. Google, Facebook, Twitter pour ne citer qu'eux sont, pour cet individu, la boussole, le médecin, alors qu'ils n'établissent aucun diagnostic. Évidemment, puisque ce sont des algorithmes, me direz-vous. Certes. Mais il n'en reste pas moins que sont de plus en plus nombreux ceux qui « googlisent » leurs symptômes et en déduisent être atteints de ce mal incurable ou de cette maladie rare. On trouve également des cas similaires chez celles et ceux qui se rendent sur des forums, et cherchent à s'auto-diagnostiquer pour ce qu'ils croient être un cancer alors qu'il ne s'agit certainement que d'une pharyngite. Corrélée à l'infobésité, cela s'appelle la cybercondrie ; et le phénomène est de moins en moins rare. Lorsqu'on y ajoute les *fake news*, le cocktail devient détonnant. C'est pour cela, je ne cesserai de le marteler, que seul le médecin (ou dans un premier temps le pharmacien) est fondamental. Et s'il est parfois, pour des raisons diverses, difficile de se rendre chez son médecin traitant, des sites comme Ameli ou Doctissimo, dont j'ai l'honneur d'être le directeur médical, sont à même de renseigner, d'aider à faire le tri, de mettre en perspective et de ne pas laisser se développer anxiété et psychose.

Insuffisance cardiaque

L'essoufflement est probablement le symptôme le plus banalisé. Pourtant, à l'effort et au repos, il peut être un signe notable de l'insuffisance cardiaque. Comme je vous le disais lorsque nous parlions de fréquence cardiaque, le cœur est un muscle et l'insuffisance cardiaque est une faiblesse musculaire. Le cœur ne pompant et ne propulsant plus assez de sang, l'organisme n'est plus nourri en oxygène.

Selon les chiffres de la sécurité sociale, 1,5 million de Français en souffriraient et parmi eux, entre 10 % et 20 % des plus de 70 ans ; et le chiffre augmente de 25 % tous les 4 ans du fait du vieillissement de la population.

L'insuffisance cardiaque peut avoir de multiples causes : troubles cardiaques, hypertension artérielle, bronchite chronique, embolie pulmonaire, emphysème. Les facteurs de risque sont connus : tabagisme, consommation excessive d'alcool, obésité, diabète, sédentarité, mauvais cholestérol (LDL), et l'on comprend bien que les moyens de prévenir l'insuffisance cardiaque sont simples et peuvent se révéler très efficaces. Car en agissant sur ces facteurs de risque, l'on réduit considérablement son risque d'insuffisance cardiaque.

Parmi les symptômes les plus remarquables, l'essoufflement chronique donc, mais aussi la fatigue permanente, la toux, une respiration courte, un appétit diminué ou bien encore des palpitations doivent vous alerter et vous conduire à consulter votre médecin. L'échographie cardiaque en fait le diagnostic.

En cas d'insuffisance diagnostiquée, des médicaments sont prescrits ; mais il est évident que sans une hygiène de vie totalement repensée, ceux-ci ne font pas de miracle. Comme le souligne à très juste titre l'assurance maladie, « le traitement de l'insuffisance cardiaque comprend la prise en charge de la maladie cardiaque à l'origine et des facteurs de risque associés ».

Infection nosocomiale

Ce sont les infections contractées dans le cadre d'un séjour dans un établissement de santé. Elles sont considérées comme telles lorsque l'infection survient 48 heures après l'entrée en hôpital ou en clinique.

Selon l'INSERM, 5 % des patients admis, soit 750 000 personnes, contractent une infection nosocomiale durant leur séjour, et 4 000 personnes en meurent chaque année. Ainsi, toutes ces infections ne sont pas mortelles. Les plus fréquentes demeurent les infections urinaires (30 % des cas) et sont rarement graves, viennent ensuite les infections de la peau, des tissus mous et des voies respiratoires supérieures (29 %), puis les pneumonies (17 %), les infections après une opération (14 %) et enfin, les bactériémies et les septicémies (10 %). La principale transmission des germes infectieux se fait par les mains, et tout personnel soignant, patient, visiteur sait qu'il doit observer une hygiène stricte. Bien évidemment, tous nos protocoles sanitaires sont scrupuleusement et régulièrement revus et appliqués afin de les éviter, mais il est aussi vrai que tout acte médical comporte des risques et que la promiscuité des malades rend le risque zéro impossible.

Depuis le début de la crise, la Covid-19 fait désormais partie de la liste des infections nosocomiales avec plus de

60 000 personnes l'ayant contracté lors de leur séjour dans un établissement de santé, alors que dans le même temps les autres infections ont diminué. Dans ce cas, une solution serait par exemple d'éloigner les patients contagieux des non contagieux, en réhabilitant les hôpitaux pavillonnaires. Car, de manière générale, il faut savoir que la principale source de contamination est le patient lui-même.

Par ailleurs, la concentration des services dans de grands centres hospitaliers, donc le nombre de soignants, de patients, de visiteurs crée aussi des conditions de transmission plus favorables. Ajouter à cela les enjeux de structure, de système de ventilation, de chauffage, de matériaux utilisés, et vous avez là un enjeu important des infections nosocomiales. Peut-être même une future piste de réflexion pour l'avenir de nos hôpitaux et plus, de notre système de santé ?

Outre leur côté « à taille humaine », les hôpitaux de proximité plutôt que des usines à malades sont aussi efficaces en termes de prévention des infections.

Jeûner

Comme vous le savez, il existe plusieurs types de jeûnes. Il peut être religieux, thérapeutique, préventif, intermittent ou simplement « détoxifiant ». Dans tous les cas, jeûner est aujourd'hui et de plus en plus sujet à débats et autres controverses. Il faut être honnête : nous n'avons que peu de données scientifiques, sur les bienfaits, ou sur les méfaits. En revanche, ce qui est certain, c'est qu'un jeûne n'est jamais à prendre à la légère, si j'ose dire. Ce n'est pas une récréation et nous ne sommes pas tous logés à la même enseigne s'agissant du jeûne. Et je ne parle pas d'un jeûne après une gueule de bois ! Il faut donc raison garder, ne pas succomber à une mode certaine, et surtout, si pour quelques raisons que ce soit, le jeûne vous tente, consulter votre médecin traitant car lui seul pourra vous conseiller ou l'encadrer médicalement.

À titre d'exemple, une revue systématique a été menée sur les études disponibles sur le jeûne intermittent : aucune amélioration des facteurs de risque cardiométabolique n'a pu être mise en évidence. Cela ne signifie pas que c'est inutile mais que la science n'a pas encore démontré son efficacité. À creuser…

Lavage des mains

L'hygiène est un déterminant de santé important. Et se laver les mains est probablement le geste hygiénique le plus simple et le plus fondamental. Pourtant, à la lumière de la crise de la Covid-19, il m'a semblé que, pour beaucoup, c'était un geste nouveau.

Pour moi médecin, se laver les mains est plus qu'un geste : un geste pluriquotidien. À l'hôpital, comme je vous le disais à propos des infections nosocomiales, le lavage des mains est une obligation professionnelle. Cependant il convient de distinguer deux types d'hygiène auxquelles nous sommes soumis : l'antiseptie et l'aseptie.

La première vise à lutter contre les infections en détruisant les microbes sur notre peau ou dans notre organisme. C'est une méthode préventive. L'aseptie, quant à elle, est l'absence de tout agent infectieux chez une personne ou dans un lieu, obtenue par un ensemble de moyens. Le lavage des mains en fait partie, mais on pourrait également ajouter la désinfection, la stérilisation ou bien le port de vêtements spéciaux. L'hygiène aseptique est celle que l'on pratique au bloc opératoire par exemple. Or, sinon en mars 2020 par la voix de quelques farfelus, il n'est pas question de faire de nos vies quotidiennes des blocs opératoires !

Néanmoins, il est important de savoir se laver les mains correctement et régulièrement dans la journée ; et lorsque l'on ne peut pas, ne pas hésiter à utiliser normalement du gel hydroalcoolique. Simplement.

Car encore une fois, trop d'hygiène tue l'hygiène. De la même façon que notre flore intestinale nous protège grâce à des milliards de micro-organismes, il faut protéger notre flore cutanée qui elle aussi, souvenez-vous, joue un rôle prépondérant dans notre immunité avec ses micro-organismes.

Lits d'hôpitaux

La crise du coronavirus est avant tout une crise structurelle de manque de lits d'hospitalisation et de concentration sur les CHU.

Depuis quinze ans, nos capacités hospitalières ont été savamment démantelées, sacrifiées sur l'autel de la tarification à l'activité et du virage ambulatoire. Et depuis maintenant deux ans, malgré la crise, rien n'a été fait. Pire, on continue de fermer des lits, et aucune remise en question structurelle de notre système de santé ne s'est faite. Entre 2003 et 2017, selon une étude menée par la DREES (direction de la Recherche, des Études, de l'Évaluation et des Statistiques), ce sont 69 000 lits d'hospitalisation à temps complet qui ont été supprimés.

Covid ou pas covid, l'hôpital a besoin de lits. C'était l'un des messages forts des mobilisations avant la Covid-19 ; ils continueront d'être martelés encore cette année. Partout en France les lits manquent, indépendamment de la Covid-19. Ce fut le cas au cours de l'été 2021, au centre hospitalier de Saint-Brieuc, lorsque des lits manquaient au service des urgences ; lits qui ont dû être rajoutés. Chaque été, chaque hiver, le problème se répète depuis trop longtemps.

Les collectifs inter-hôpitaux et inter-urgence ne cessent depuis des années d'alerter et de sonner l'alarme, car l'enjeu ne porte pas uniquement, et loin de là, sur les lits en réanimation.

Maison

Nous en avons parlé au début de ce livre s'agissant de l'aération, mais oui, l'hygiène à la maison est un enjeu de prévention ; et pas uniquement dans le cadre de la Covid-19 !

L'hygiène ne concerne pas uniquement les questions de propreté, elle a trait à toutes les questions de salubrité, donc tout ce qui contribue à votre santé. Ainsi, savez-vous que les accidents domestiques tuent plus que les accidents de la route ? On les estime à environ 20 000 par an contre 4 000 ! Et les enfants et les personnes âgées sont les plus susceptibles d'être victimes de ces accidents domestiques.

Les intoxications, les suffocations, les chutes, les noyades, le feu forment la plupart des accidents domestiques et il est important d'agir en prévention, pièce par pièce, afin de ne pas venir gonfler ces statistiques effrayantes. Par conséquent, aérer, nettoyer, remiser les produits d'entretien hors de portée des enfants, sécuriser les placards, prendre garde à la toxicité de certaines plantes, sont parmi tant d'autres de moyens simples et efficaces de se prémunir contre les accidents domestiques.

S'agissant de la prévention des allergies et des maladies chroniques respiratoires, savez-vous qu'il existe des conseillers en environnement intérieur ? Ce dispositif, remboursé par la sécurité sociale, permet d'accueillir chez soi ces conseillers afin qu'ils réalisent un audit et mettent en place avec vous les mesures préventives nécessaires. Également, ces conseillers peuvent, dans un cadre curatif, être rattachés à des consultations thérapeutiques, lorsqu'il est constaté une aggravation de la maladie due à l'habitat.

Alors, s'il vous plaît, prenez soin de votre habitat comme vous le faites pour vous-même.

Marqueurs biologiques

Les marqueurs biologiques sont des mesures biologiques, des indicateurs évaluant l'état de santé d'un individu ou la maladie d'un patient. Dans tous les cas de figure, ces mesures sont prescrites par votre médecin généraliste ou votre spécialiste pour répondre à une question que l'on se pose.

Comme vous le savez, ces marqueurs sont réalisés grâce à une prise de sang, permettant de doser une recherche spécifique (taux de cholestérol, de triglycérides, pression sanguine, glycémie à jeun...) dans un contexte clinique. Par ailleurs, il est possible de recourir à ces marqueurs pour des maladies cardiovasculaires ou pour le diabète. Et ce peut être pertinent également dans le dépistage, la prévention, le diagnostic des cancers. Dans ce cas, l'évaluation d'un marqueur du cancer peut aider dans le développement de traitements plus ciblés.

S'ils ne sont pas utilisés dans le diagnostic, les marqueurs tumoraux (des substances produites par le tissu cancéreux ou par le corps face au cancer) sont cependant fondamentaux en suivi de traitement ou en recherche de récidive. Le CA 125, CA15-3, l'ACE ou encore l'AFP ou le PSA sont régulièrement prescrits. À l'avenir, cela pourra être intéressant de rechercher un ADN tumoral dans le sang afin d'établir un diagnostic de cancer.

Vous l'avez compris, les voies sont nombreuses, et la biologie est une voie d'avenir comme c'est le cas par exemple avec les marqueurs biologiques du vieillissement appelés les télomères. Même s'ils ne représentent pas une mesure exhaustive du vieillissement, la diminution de leur longueur nous informe, et mesurés avec d'autres marqueurs biologiques, ils peuvent nous permettre d'agir en prévention et pour une meilleure santé avant qu'il ne soit trop tard.

Mais attention, si la biologie peut être le prolongement légitime de la clinique, elle ne doit jamais être séparée d'un contexte et d'une recherche globale.

Par exemple, les marqueurs biologiques de l'allergie mesurent ce que l'on appelle les immunoglobulines (des anticorps), mais en aucun cas ils n'établissent le diagnostic d'une maladie. Vous pouvez avoir une grande quantité d'immunoglobulines sans pour autant souffrir d'une allergie patente, et inversement. On l'a vu dans le cas de la Covid-19 : un test PCR positif ne signifie pas avoir des symptômes et encore moins une forme grave.

Je ne cesse de le dire : la médecine est complexe !

Maladie chronique

Comme son nom l'indique, une maladie chronique se définit d'abord et avant tout par sa durée longue (6 mois ou plus) et son évolution dans le temps.

Les maladies chroniques sont nombreuses et sont aussi bien cardiaques, vasculaires, endocriniennes, cancéreuses, respiratoires, neurologiques, musculaires, rhumatologiques, digestives, psychiatriques, psychologiques, rénales, urinaires, génitales, systémiques, infectieuses chroniques, hématologiques, des yeux ou de la peau.

En France, selon le rapport de la Caisse nationale d'assurance maladie, 20 millions de patients souffrent d'une maladie chronique, et beaucoup d'entre elles sont évitables. 80 % des maladies cardiovasculaires font partie de cette catégorie.

Pourtant, la prévalence, c'est-à-dire le nombre de cas à un moment donné dans une population, des maladies chroniques est en constante augmentation. Bien sûr, cette tendance est liée au vieillissement de la population, avec notamment des polypathologies et des comorbidités (42 % des hommes et 31 % des femmes de plus de 85 ans présentent une pluripathologie chronique), mais cela n'explique qu'en partie cette hausse. L'alimentation, le mode de vie, l'environnement social, professionnel, biologique, entre autres, jouent un rôle majeur dans l'apparition, le développement et l'aggravation des maladies chroniques.

La prévention demeure la première « arme » pour lutter contre nombre de maladies chroniques. Mais elle n'est pas la seule ; la réduction des inégalités sociales et territoriales doit être considérée, elle aussi, comme un enjeu fondamental de santé publique.

Masque

Indubitablement, le masque fut l'accessoire *hype* de l'année 2020 ; et peut-être pour quelques années encore. Mieux, il est devenu un symbole.

Plus sérieusement, lorsque l'on parle de masque, de quels masques parle-t-on ? Et surtout, est-ce si utile que l'on veut bien le dire ?

Finalement, je serais tenté de n'en retenir que deux : le masque dit chirurgical et le masque FFP2. Le premier protège celui qui le porte mais pas celui qui se trouve en face ; le second protège dans les deux cas.

Le port du masque fait partie des gestes barrière, au même titre que le lavage de mains. Et quelle que soit l'épidémie, il peut se révéler utile dans certaines conditions. C'est par exemple le cas lors de poussées épidémiques ou en intérieur lorsque le lieu est faiblement ventilé. Il devrait toujours être porté lorsque l'on est atteint d'une infection telle que la grippe et que l'on est amené à croiser ou à fréquenter des gens, des amis, la famille. Pour le reste, et ceux qui me lisent ou m'écoutent le savent, le masque n'est pas utile. Ni en extérieur, ni à l'école, et peut-être pas non plus dans les transports publics si ces derniers sont normalement ventilés.

Les plus sceptiques et critiques m'opposeront que les chiffres ont démontré le contraire et que le port du masque nous protège du virus ; et je vous répondrai qu'à l'heure où j'écris ces lignes, les études d'impact sont controversées. Tout au plus, pouvons-nous envisager une corrélation lorsqu'ils sont portés en intérieur dans le cas de patients infectés. Mais pour le prouver définitivement, il faudrait imaginer une version covid d'une téléréalité bien connue !

Bref, scientifiquement, il est aujourd'hui impossible de prouver leur efficacité réelle. D'ailleurs, vous remarquerez que la doctrine sur le port du masque a beaucoup évolué dans le temps et en fonction des pays.

Médecin traitant

Dans un monde idéal, toute personne aurait un médecin traitant, donc un généraliste. Contrairement à une idée très répandue et très tendance, le médecin généraliste est fondamental. Il doit être la base d'un système dc santé préventif et pérenne, car il est celui qui vous connaît le mieux. Il incarne une médecine de proximité, de suivi, de conseil, d'orientation. Une médecine de terrain, au front, donc la plus difficile.

Pour celles et ceux qui l'ignoraient, la crise de la Covid-19 a révélé l'extraordinaire manque de considération dont est victime la médecine générale. Alors que ce sont les médecins généralistes qui étaient en première ligne dans les premiers jours et les premières semaines de la Covid-19, ils ont été mis de côté. C'est à n'y rien comprendre ! Car, lorsqu'une épidémie survient, ce sont les consultations auprès des généralistes en cabinets ou à l'hôpital qui explosent et pas les services de réanimation ; ces derniers, en plus de soigner, ont donc une vision claire et une analyse pertinente de la situation.

Par exemple, chaque année depuis 1984, quand la grippe apparaît, une partie d'entre eux fait remonter, via le réseau de surveillance Sentinelles, les données d'infection au virus. Les médecins généralistes sont donc les plus capables de nous éclairer sur ce que nous devons affronter. Situés en amont de la chaîne de connaissance, ils doivent (et auraient dû) être consultés et écoutés afin de prendre les meilleures décisions. Pourtant, on ne les a quasiment pas vus ni entendus ; ni dans la presse, ni à la radio et encore moins à la télévision, là où leur parole aurait pu être plus mesurée que tant d'autres. Pire, et je le dis simplement, on les a laissés se débrouiller, souvent sans moyens et sans aide, et rapidement il a fallu soigner les gens. Puis, comme cette crise a fait perdre la raison à beaucoup, la faute fut répétée lorsqu'il a fallu vacciner ; à nouveau, on ne s'est pas appuyé sur eux.

Plus qu'un manque de considération, c'est de mépris dont ils sont victimes.

Selon une étude de la DREES datant de mars 2021, on compte 214 224 médecins en France au 1er janvier 2021. Les spécialistes sont 119 686 et les généralistes 94 538. Et depuis 10 ans, tandis que le nombre de spécialistes augmente, celui des généralistes ne cesse de baisser (ils étaient plus de 105 000 en 2012). Une rémunération moindre (en libéral comme à l'hôpital), une charge de travail importante (22 patients en moyenne par jour) faisant de la médecine de l'abattage, explique pour partie la faible attractivité de la médecine générale. De fait, nous manquons de médecins généralistes. Là aussi, les chiffres parlent : en 2012, ils étaient 153 pour 100 000 habitants. Ils sont 140 aujourd'hui ; sachant que tandis que le nombre de médecins généralistes diminuent celui des patients augmentent, en raison notamment de la génération du *baby-boom*. D'où, un nombre croissant de déserts médicaux, des médecins généralistes qui ne peuvent plus exercer normalement et trop de patients qui ne sont plus soignés.

Je l'ai dit et je le répète : il est impossible et périlleux pour notre système de santé de glisser vers une médecine qui ne serait plus que de spécialistes. Cela n'a aucun sens car c'est coûteux et contre-préventif.

Que faut-il donc faire ? Tout d'abord, il faudrait revoir le mode de rémunération et le mode d'installation. Il n'est pas normal qu'un médecin généraliste dont les études représentent 9 ans minimum soit si peu rémunéré (le prix d'une consultation en cabinet est de 25 euros). De la même manière, rien n'est fait pour favoriser leur installation dans des départements, des régions où l'on a besoin d'eux ; cela traduisant également de fortes inégalités entre les régions. Et que l'on ne vienne pas me dire que la télémédecine peut constituer une réponse à ce manque de médecins ! Qui peut sérieusement évaluer un patient en visioconférence ? C'est la négation même de la médecine clinique.

La télémédecine est complémentaire de la médecine générale, elle ne s'y substitue pas. Le problème est donc multiple. Il est à fois politique, social, économique et structurel. Il est grand temps de s'en préoccuper, sans quoi c'est tout notre édifice qui va s'effondrer.

Médecin spécialiste

Il y a quelque temps, une amie me racontait avoir des douleurs récurrentes à la cuisse. En bon camarade, je lui conseillai d'aller consulter son médecin généraliste afin qu'il puisse engager un premier diagnostic, et le cas échéant, l'orienter vers un spécialiste. Mais, devant la répétition des douleurs, elle ne voulait rien entendre. Elle voulait absolument voir un spécialiste. Faussement naïf, je lui demandai quel spécialiste elle souhaitait consulter. C'est alors qu'elle me dit sur le ton de l'évidence : « Bah, un cuissologue ! » Autant vous dire qu'il fut bien difficile de contenir mon rire. Mais ne vous méprenez pas, il n'est pas question pour moi de condamner les spécialistes. Loin de là. Par contre, ce que je condamne est une médecine qui ne serait plus que spécialisée, voire surspécialisée, comme si c'était la garantie d'une meilleure médecine parce que toujours plus ciblée. Comme si le corps n'était plus un tout, mais une division de plusieurs organes, cellules, si bien que si l'on raisonne par l'absurde, pourquoi ne pas imaginer un spécialiste de l'adducteur du pouce, un autre du long péronier latéral ou encore un autre de la valvule sigmoïde pulmonaire. Bien sûr que dans certains cas, la consultation d'un médecin spécialisé ou hyperspécialisé peut être utile, mais cela ne doit intervenir qu'après avoir rendu visite à un médecin généraliste, et après avoir consulté un deuxième avis si nécessaire. Pourtant, ce qui devrait être l'exception est désormais la règle et le nombre de consultations chez un spécialiste, sans avoir préalablement consulté un médecin généraliste, augmente chaque année.

Entre 2012 et 2021, le nombre de spécialistes a augmenté de 6,4 %. En 2018, les spécialités les plus choisies étaient l'ophtalmologie, la chirurgie plastique, reconstructrice et esthétique, la dermatologie, la médecine cardiovasculaire, les maladies infectieuses ou encore la néphrologie. En comparaison, la médecine générale est en 41e position sur 44 possibles.

Alors oui, j'entends ici et là qu'il est soi-disant plus honorifique et valorisant (au propre comme au figuré) d'exercer en tant que spécialiste ; curieusement, les patients eux-mêmes (non, ne le niez pas) sont fiers de dire qu'ils vont voir un spécialiste. Et je ne vous en veux pas ! Mais de grâce, soyez fiers de consulter votre médecin traitant aussi ! Car vous, contrairement à nombre de patients dans le monde, vous en avez un…

D'ailleurs, une consultation hors parcours de soin coordonné par le médecin traitant est moins bien remboursée, et c'est tant mieux.

Médecine complémentaire

Les médecines peuvent être alternatives si et seulement si elles viennent en complément d'un diagnostic médical établi par un médecin diplômé de la faculté. Pour vous en convaincre, sachez que le diplôme universitaire, lorsqu'une formation existe, quelle que soit la spécialité en médecine dite alternative, ne s'obtient que si on est médecin. Voilà qui est dit.

Pour le reste, et j'en ai déjà parlé dans cet ouvrage, ces médecines peuvent constituer un complément, et parfois même, une alternative aux différentes thérapies médicamenteuses selon les cas, les pathologies, les maladies, leurs stades et les traitements.

Elles forment ce que l'on nomme les pratiques médicales « non éprouvées » selon le Conseil de l'Ordre. La réflexologie, le yoga, l'acupuncture, la sophrologie, la phytothérapie, l'ostéopathie, l'homéopathie, l'hypnothérapie, les thérapies nutritionnelles sont parmi d'autres des pratiques et des techniques qui peuvent apporter un bien-être physique et moral aux patients atteints par exemple par l'anxiété, les troubles du sommeil, le tabagisme, l'alcoolisme, l'obésité, mais également pour aider à supporter des traitements lourds en cas de cancers. Néanmoins seules 4 d'entre elles sont reconnues par l'Ordre : l'ostéopathie, l'homéopathie, l'acupuncture et la mésothérapie (technique qui consiste à injecter à l'aide d'une aiguille des doses de médicaments sous la peau).

Aujourd'hui, selon l'INSERM, 40 % des Français déclarent en faire usage et beaucoup parmi mes confrères les exercent en complément de leur spécialité. Les interventions non médicamenteuses ou INA sont reconnues par la Haute autorité de santé depuis 2011 et par l'OMS, y compris dans le cadre de la pandémie de Covid-19. Une société savante internationale (NPIS) tente d'en structurer la recherche.

Dans tous les cas de figure, l'important est que cela ne nuise pas à la santé des patients. Et je ne saurai trop vous mettre en garde ici contre les dérives connues allant du stage payant de reconnexion avec la nature en forêt aux embrigadements sectaires les plus dangereux.

Quant au fait d'embrasser les arbres, je vous laisse juges de la pertinence de cette technique de relaxation !

Mais après tout, si ça ne fait pas du bien, ça ne fait pas de mal. Mais ce n'est pas une médecine alternative ni complémentaire.

Merci

C'est un bien joli mot et si l'on se prend à imaginer le nombre de fois où il a été prononcé entre mars et juin 2020, cela laisse rêveur. Et pourtant.

Je ne peux m'empêcher de constater une forme d'hypocrisie sociale et politique car dois-je rappeler que quelques semaines avant le début de la Covid-19, ceux-là mêmes que l'on applaudissait défilaient pour alerter la nation, le monde politique, le pouvoir en place ? Pour travailler dans de bonnes conditions, être rémunéré justement. Pour être reconnus. Puis, tandis qu'on les remerciait, elles et ils devaient faire face à cette hyperbureaucratisation qui n'avait pas disparu malgré la Covid-19, et qui leur dictait quoi faire et comment faire. Et puis, il s'en est même trouvé pour les accuser d'être responsables des contaminations dans l'enceinte hospitalière.

Alors ne nous étonnons pas, malgré les mercis, que les démissions augmentent. Au classement international établi par l'OCDE des salaires des infirmières et infirmiers français, ces derniers arrivent 23e sur 33. Bien entendu, comme le souligne à juste titre le journal *Le Monde*, ce classement est relatif car il faut prendre en compte le lieu d'exercice (hôpital, clinique, exercice libéral du métier), le niveau de qualification (au Canada ou au Chili par exemple, un infirmier praticien réalise les mêmes soins qu'un généraliste), la durée du temps de travail (plein, partiel), mais tout de même. Le salaire, les conditions de travail, le harcèlement sont, parmi d'autres, des causes de départs massifs des soignants en France.

Il est donc urgent de recentrer et de faire le tri dans l'expertise en matière de santé à l'issue de cette crise, finalement révélatrice d'une dérive du système de santé depuis trop longtemps. Ce dernier n'appartient plus à celles et ceux qui l'incarnent et qui en sont les forces vives, les soignants. Leur outil de travail et leur nécessaire expertise leur ont été confisqués, volés au profit de bureaucrates et de gestionnaires *excelisés* qui, si cela se poursuit ainsi, se retrouveront seuls ; évidemment incapables de soigner les patients.

Muscle

Le muscle, c'est le mouvement, donc c'est la vie. De la même manière qu'il est important de bien manger, il est fondamental de bouger et de bien bouger afin de nourrir le muscle et ce, que l'on soit un amateur de sport aguerri comme un coureur du dimanche.

Car ce qui est en jeu ici est bien de prévenir et d'éviter les lésions et les blessures musculaires.

Les élongations, les claquages, les déchirures sont les plus fréquentes et peuvent survenir lorsque l'on force trop, mais également avec l'âge et la fatigue musculaire, et également dans le cadre de la reprise d'un sport. S'étirer avant ou après une activité physique continue de faire débat, et il semble que le renforcement musculaire (adapté à chaque type d'activité) constitue un bon moyen de se préserver.

Dans tous les cas, pratiquer une activité physique permet de se préserver contre ce que l'on appelle la sarcopénie, c'est-à-dire la perte de masse musculaire.

Contrairement à ce que l'on pourrait penser, celle-ci n'intervient pas qu'avec le grand âge, à la suite d'une hospitalisation prolongée ou en sortie de réanimation. Nous perdons 1 à 2 % de masse musculaire par an au-delà de 50 ans. Dès l'âge de 30 ans, le tissu musculaire subit une dégénérescence de 3 à 8 % par an ; et à 70 ans, nous avons perdu la moitié de notre masse musculaire. La sarcopénie est une maladie et elle est un facteur d'infections, de dépendance et d'augmentation du risque de mortalité à court terme, nous dit mon confrère niçois, gastro-entérologue et nutritionniste, le Pr Stéphane Schneider. Différentes études nous renseignent sur le fait que dans le monde, 25 % des plus de 70 ans et 40 % des plus de 80 ans seraient sarcopéniques. L'allongement de la durée de vie peut donc devenir une souffrance, et la dépendance, encore et toujours, un enjeu de santé pour soi, ses proches et la société tout entière.

Des exercices physiques réguliers, en position statique par exemple et sans pour autant mettre les muscles en tension, ainsi qu'une bonne alimentation peuvent permettre de lutter simplement contre la fonte musculaire. Les protéines animales telles que la dinde, le poisson, les œufs, mais aussi végétales (riz, quinoa, légumineuses), l'apport d'oligo-éléments (magnésium, sélénium, zinc), d'acides aminés, boire de l'eau régulièrement, mais également certains compléments alimentaires (acide ursolique, citrulline ou rhodiola) forment une excellente base. Non seulement pour prévenir cette fonte mais également en termes d'immunité.

Je vous en parlais brièvement au début de cet article, mais un séjour prolongé en réanimation ou en soins intensifs expose également à la sarcopénie avec une atrophie musculaire et des déséquilibres hormonaux. L'impact sur la qualité de vie des patients est considérable. Elle engage une prise en charge à plusieurs entrées (métabolique, musculaire, hormonal, nutritionnel). Nous l'avons constaté pendant la Covid-19 avec 1/3 des patients infectés qui se plaignaient de douleurs musculaires chroniques.

De manière générale, préserver la masse et les fonctionnalités musculaires est un sujet d'étude nécessaire. Car, comme je le disais en ouverture, sans mouvement, pas de vie.

Nature

Vaste sujet s'il en est ! Dans les *Pensées*, Blaise Pascal écrivait : « L'homme n'est qu'un roseau, le plus faible de la Nature ; mais c'est un roseau pensant. Il ne faut pas que l'univers entier s'arme pour l'écraser : une vapeur, une goutte d'eau suffit pour le tuer. Mais quand l'univers l'écraserait, l'homme serait plus noble que ce qui le tue, parce qu'il sait qu'il meurt, et l'avantage que l'univers a sur lui ; l'univers n'en sait rien. » Tout est dit.

Savez-vous que, selon l'ONU, 60 % des maladies infectieuses chez l'homme nous sont transmises par les animaux ? Et que 75 % de ces mêmes maladies mais émergentes le sont aussi ? Une bonne partie d'entre elles sont le résultat d'une action, d'une altération, d'une agression, d'un déséquilibre entre les êtres vivants et la Nature. Le réchauffement climatique, la déforestation, l'agriculture intensive en sont, entre autres, de parfaits exemples. Et la Covid-19, une nouvelle manifestation. Indubitablement, la préservation des écosystèmes et de la biodiversité permettrait de nous préserver des maladies infectieuses. Les virus, les bactéries (que nous portons en nombre colossal comme vous le savez), et tous les micro-organismes jouent un rôle fondamental dans l'équilibre de la vie sur Terre. Alors ne l'en et ne nous en privons pas !

La Nature a aussi des vertus apaisantes et des bienfaits sur le stress, le sommeil, la concentration ou encore la santé mentale. D'après des travaux parus *International Journal of Environnemental Research and Public Health*, être au contact de la nature diminuerait le rythme cardiaque, la pression artérielle et le taux d'hormones liées au stress. Selon une étude danoise menée sur 1 million d'individus de tout âge, les enfants qui grandissent dans un milieu urbain auraient 55 % plus de risques de développer des troubles psychiatriques.

En milieu hospitalier ou en Ehpad, les jardins thérapeutiques ont de réelles conséquences bénéfiques dans le cadre de pathologies psychiatriques, neurologiques et neurodéveloppementales.

Enfin, une étude menée par l'University College London et New South Wales Law School entre 2014 et 2018 auprès de 3 568 adolescents anglais âgés de 9 à 15 ans a montré qu'un accès quotidien à un environnement naturel améliore de 2,4 % le développement cognitif.

De quoi avoir foi en l'avenir pour une Nature préservée !

Nasopharyngé

D'abord, attention à c'que vous vous mettez dans l'nez ! Et je ne vous parle pas que de vos doigts et des objets. Je pense notamment, en cas de rhume, à tous les types de produits vasoconstricteurs décongestionnants, dont certains bien connus – comme le Dolirhume, Rhinadvil Caps, Humex Rhume et autres Actifed Rhume – présentent aujourd'hui des effets secondaires certes rares mais avérés et parfois graves. L'agence nationale de sécurité du médicament (ANSM) alerte ainsi sur les risques d'AVC, de troubles cardiaques, d'hémorragies gastro-intestinales ou encore d'augmentation de la tension artérielle. Alors, une fois encore, en période de rhumes, agissez en prévention et n'hésitez pas à vous laver le nez avec du sérum physiologique ; deux fois par jour, ce serait déjà bien.

Ceci étant maintenant dit, voilà un mot qui lui aussi n'est pas né avec la Covid-19, mais que l'on n'a jamais autant entendu prononcer.

Comme vous le savez désormais, un prélèvement nasopharyngé consiste à introduire un écouvillon dans la partie nasale du pharynx afin de réaliser un test antigénique. Le nez et la gorge (le pharynx) étant le point de naissance des virus, c'est donc là qu'il faut prélever. L'idée est d'atteindre le nasopharynx, situé 5 à 6 centimètres en arrière de l'orifice narinaire. Habituellement, sinon dans un cadre épidémiologique ou en réanimation, jamais on ne fait de tels prélèvements, et jamais en routine chez des malades peu atteints. Dans la situation que nous avons connue, la stratégie était à visée diagnostique et consistait donc à dépister vite et en grand nombre, y compris des individus qui n'étaient pas malades. Voilà pourquoi vous avez eu à subir cet examen particulièrement désagréable.

Aussi, ce prélèvement n'est-il pas sans risque. L'Académie de Médecine rappelle dans un communiqué publié le 8 avril 2021, que « si certaines complications peuvent être considérées comme bénignes (désagrément, douleur ou saignement), de graves conséquences commencent à être décrites dans la littérature médicale, notamment des brèches de l'étage antérieur de la base du crâne associées à un risque de méningite ». Ce prélèvement n'est donc pas banal. Il doit être réservé à des professionnels de santé soucieux d'appliquer les bonnes pratiques de façon générale et en connaissance d'éventuels antécédents des patients. Pour les enfants, s'il peut être évité, il faut privilégier le test salivaire.

Non essentiel

À n'en pas douter, voilà certainement le concept fumeux d'un communicant de crise ignorant.

Au-delà de la stratégie, des moyens et des règles pour les mettre en place, comment peut-on imaginer hiérarchiser les femmes, les hommes, leurs professions en les définissant de telle façon ? Et quand bien même j'en comprendrais, dans un temps exceptionnel, le sens, cette distinction posée ainsi est inacceptable. Inacceptable sur le plan politique, social, économique et psychologique. Inacceptable sur le plan intellectuel. Car si l'on peut s'entendre sur ce qui est vital (l'eau, l'air, la nourriture, entre autres), ce qui est essentiel relève par définition de notre essence, ce que nous sommes en tant qu'être profond.

En philosophie, Aristote distingue l'essentiel de l'accidentel. Par exemple, Gérald Kierzek est un être humain, ça, c'est mon essence. Par contre, Gérald Kierzek est médecin, ça c'est accidentel. Cela ne signifie pas que c'est arrivé par accident, mais cela résulte d'un parcours de vie, de hasards, de rencontres, de contraintes, de choix, de devoirs, de désirs, et j'en passe.

Par conséquent, employé comme nous l'avons entendu, en qualifiant d'essentiel ou de non essentiel ce qui ne l'est pas, on attribue une dimension objective à ce qui relève de la subjectivité (les aspirations, les goûts, les désirs) de chacun. Et par glissement, on dit à des millions de femmes et d'hommes qu'ils ne sont rien, ne représentent rien et ne servent à rien.

Finalement, l'emploi à contresens de ce mot ne m'étonne pas tant que ça. Je constate souvent que les mots ne sont plus employés pour ce qu'ils signifient, générant ainsi « au mieux » confusion et ignorance, et au pire comme ici, mépris et humiliation.

Il est grand temps, pour beaucoup, d'apprendre à consulter… un dictionnaire.

NTBR

Il s'agit d'un acronyme anglais, *Not To Be Resuscitated*, signifiant donc ne pas réanimer. Cette disposition est spécifique car elle concerne l'ordre de ne pas entreprendre une réanimation cardiorespiratoire ; elle ne doit donc ne pas être confondue avec la limitation de l'intensité thérapeutique ni avec l'interruption de la prise en charge vitale. C'est donc une décision éthiquement grave qui implique soit que le patient, informé et capable de discernement, exprime la volonté de ne pas être réanimé, soit qu'il est en fin de vie et que les risques de la réanimation cardiorespiratoire surpassent les bénéfices.

Cette décision, les conditions et les critères qui la guident ne sont pas ou peu connues en France. Le manque d'informations est réel et cruel, et il est important de faire de la pédagogie sur ce sujet.

L'enjeu est double : il concerne à la fois la volonté du patient et notre rapport à la mort.

La loi, notamment Claeys-Leonetti (2016) sur la fin de vie, a reconnu les droits des patients de décider des traitements à leur administrer, et lorsqu'ils sont en fin de vie, à mourir dignement. Maintenir à tout prix un patient en vie n'est plus une règle absolue. Des éléments objectifs de prise de décision sont examinés. Sans jamais faire entrer en ligne de compte les ressources disponibles (nombre de lits, de ventilateurs, de respirateurs...) ils considèrent par exemple à la fois l'âge (sans être un critère décisif), l'autonomie, l'état cognitif ou la qualité de vie antérieurs, l'impact des traitements, leur bénéfice éventuel attendu, ou bien encore la volonté du patient. C'est ce dernier critère qui évidemment pose problème car souvent le patient n'est pas en état de donner son avis. C'est pour cette raison que la Loi Claeys-Leonetti a inscrit la notion de directives anticipées ; en d'autres termes le fait pour un individu de rédiger un « testament » médical permettant d'éclairer les équipes soignantes dans le cas où il serait amené à entrer en service de réanimation dans un état grave et incapable d'exprimer sa volonté. En plus de désigner une personne de confiance légalement (dont le témoignage de la volonté du patient prévaut sur tout autre), les directives anticipées s'imposent désormais au médecin. Deux dérogations existent à cette disposition : les situations d'urgence nécessitant un examen serein et des directives anticipées inappropriées selon l'état du patient.

Malheureusement en France, aucune communication ni aucune pédagogie n'est faite sur ces dispositions, et seule une minorité de patients et de familles y ont recours. Il est nécessaire que cette pédagogie soit faite afin de prévenir des situations qui sont à la fois ingérables et douloureuses pour les familles comme pour les soignants.

Indubitablement, cela pose la question de notre rapport à la mort.

La crise de la Covid-19 nous a confrontés à cela et même plus. Comme s'il s'agissait d'éradiquer la mort, de nombreux patients ont été proposés à la réanimation, alors qu'en temps normal, ils ne l'auraient pas été. Je le dis sans détour, la pression médiatique, politique, de la société tout entière et donc légitimement des familles, nous a plongés dans des conditions dramatiques. Le mot d'ordre jamais prononcé était de réanimer à tout prix des patients qui malheureusement étaient condamnés. Dans certaines situations, l'acharnement thérapeutique est pour nous une faute, et pour le patient, une souffrance. C'est pour cela que la loi de 2016 existe ; pour répondre à un enjeu à la fois médical et éthique. Tout citoyen, toute personne doit la faire sienne.

La mort est un scandale, mais le médecin que je suis m'oblige à vous dire qu'elle est nécessaire. Inéluctable.

Obésité

L'obésité est une maladie chronique évolutive des tissus adipeux. Ces derniers contiennent des cellules qui stockent des graisses. Plus les cellules emmagasinent des graisses, plus elles gonflent, et lorsqu'elles atteignent leur niveau maximal, de nouvelles cellules vides se forment et se chargent à nouveau en lipides, et ainsi de suite.

En France, selon l'INSERM, elle concerne près d'un Français sur cinq, et chez les enfants 16 % des garçons et 18 % des filles. Elle est la 5e cause de mortalité dans le monde, avec 13 % d'adultes obèses dans le monde ; un chiffre qui a triplé en 40 ans.

Ses causes sont majoritairement l'alimentation, la sédentarité, les troubles du comportement alimentaires, le stress, le manque de sommeil, les modes de vie ou encore les prédispositions génétiques. Ses conséquences elles aussi peuvent être nombreuses et sont un facteur de risque du diabète de type 2, d'hypertension artérielle, de maladies rénales, respiratoires, articulaires, du foie ou de cancers. J'ajoute que des facteurs de risque prénatal sont également connus, tels que le tabagisme, le diabète, le surpoids maternel ou la prise de poids excessive pendant la grossesse, le déficit ou l'excès de poids du fœtus. Le milieu socio-économique a aussi une influence importante et c'est bien entendu déplorable.

On distingue trois types d'obésité : l'obésité modérée dont l'IMC est compris entre 30 et 35, sévère dont l'IMC est compris entre 35 et 40 et massive dont l'IMC est au-delà de 40.

La prise en charge de l'obésité est donc graduée selon la sévérité et la complexité de la maladie. Le premier niveau de prise en charge concerne le médecin traitant, la médecine scolaire, les psychologues, les diététiciens ainsi que les établissements médico-sociaux. Le second est assuré par des médecins spécialisés en nutrition, en endocrinologie entre autres. Enfin, pour les personnes présentant des situations plus complexes, des centres spécialisés d'obésité en lien avec des établissements de soins de suite et de réadaptation dispensent des soins en lien avec différentes spécialités telles que la pneumologie, la cardiologie, psychologie ou la chirurgie bariatrique. En France, une quarantaine de centres spécialisés existent.

Parce qu'elle est une maladie chronique, l'obésité nécessite d'être prise en charge dans la durée. Un plan national est actuellement en action et vise à réduire de 15 % et de 20 % l'obésité chez l'adulte et l'enfant.

L'obésité est un enjeu de santé à la fois individuel et collectif.

En avril 2020, au CHRU de Lille par exemple, près d'1 patient sur 2 qui entrait en réanimation était en situation d'obésité, donc présentait des comorbidités fortes (hypertension, diabète, insuffisance respiratoire...). Aux États-Unis également, le taux d'obésité est de 42 % chez les adultes, ceci expliquant pour partie l'hécatombe que ce pays a connue au plus fort de la Covid-19.

L'obésité n'est pas à prendre à légère, si j'ose dire. Médicalement et socialement, elle peut avoir des conséquences dramatiques. Et, sur ce dernier point, je tiens à rappeler que, s'il ne faut jamais céder aux *diktats* de la maigreur et qu'il est important d'être bien dans son corps, l'obésité demeure une maladie.

Œil

L'œil est tapissé d'une muqueuse, et en cela une porte d'entrée infectieuse.

C'est une sphère complexe composée de tuniques (sclérotique, vasculaire dont l'iris par exemple, d'une cornée composée de cinq couches différentes, de la rétine, de fibres nerveuses), du cristallin et de liquides. Elle est également fragile d'où la nécessité de prendre soin de ses yeux et de prévenir les différentes infections portées par les mains, dues aux allergènes, au soleil ou encore aux projections.

Il est recommandé de faire une visite de contrôle (sans passer par votre médecin généraliste cette fois!) chez un ophtalmologiste régulièrement tous les 3 à 5 ans selon votre âge, vos antécédents et votre « actualité », dirais-je. Avec l'âge, c'est-à-dire après 40 ans, les risques d'hypertension oculaire augmentent et favorisent le glaucome, responsable de la lésion du nerf optique. Aussi il est bien de faire mesurer la tension oculaire afin de détecter cela à temps et de ne pas risquer à plus ou moins long terme une cécité.

Par ailleurs, comme je vous le disais lorsque nous parlions des écrans, prendre soin de ses yeux suppose aussi de les reposer de tout ce qui peut les agresser. Comme les écrans. C'est vrai pour vos enfants ; ça l'est également pour vous !

Ongle

On l'entend de plus en plus et c'est vrai : l'ongle peut être le reflet d'une bonne ou d'une mauvaise santé. Appartenant à la famille des phanères au même titre que les dents, les poils ou les cheveux, l'ongle est un organe de protection. Sa croissance varie de 0,14 à 0,40 millimètre par jour, et vous saurez que les ongles des mains poussent deux fois plus vite que ceux des pieds.

Un changement de couleur, de forme ou l'apparition de lignes particulières peuvent être des signes d'alerte de certaines maladies. La plus connue est la mycose, mais on note également par exemple que, lorsqu'ils se bombent anormalement, ce peut être un symptôme de maladie pulmonaire (tuberculose, cancer, mucoviscidose). L'apparition de taches brunes ou noires peut signifier un manque de vitamines. La mycose (qui est une infection) peut avoir des conséquences diverses comme une hypertrophie de l'ongle ou un détachement de ce dernier.

Au-delà de l'aspect strictement esthétique, se ronger les ongles ne présente pas de risque majeur pour la santé, mais cela peut entraîner des infections locales comme des panaris ; dans ce cas il faut consulter et soigner avant d'être obligé d'opérer.

Et si vous vous rongez les ongles, c'est que le stress vous gagne. Relax, donc !

Oreille

Comme les dents ou les ongles, il est important de bien prendre soin de ses oreilles.

Derrière sa partie visible, que nous connaissons tous et que l'on nomme le pavillon, l'oreille est composée de canaux, de l'os temporal, d'un nerf appelé vestibulo-cochléaire (responsable de l'audition et de l'équilibre), de la cochlée (partie de l'oreille interne contenant l'organe de l'audition), de la caisse du tympan (marteau, enclume et étrier) et du tympan.

Elle fait partie de la sphère ORL, et c'est donc le médecin spécialiste du même nom que l'on peut être amené à consulter en cas de troubles spécifiques. Dans la majeure partie des cas, une visite chez votre médecin traitant peut suffire ; l'examen otoscopique suffira à déterminer s'il y a besoin de consulter un ORL.

Mais avant cela, quelques gestes de prévention et de soin sont aisément observables par tous : garder les oreilles au sec, ne pas utiliser de coton-tige (responsable de tympan perforé, de repousser le cérumen et donc de formation de bouchons), faire du sport (cela favorise la circulation sanguine), privilégier les casques audio et baisser leur volume.

Sur ce dernier point, il est important de savoir que le bruit est un des principaux facteurs de stress. Des campagnes de prévention des risques liés au bruit vous renseignent chaque année sur les conséquences néfastes que cela peut avoir sur les femmes enceintes, les bébés et les enfants de manière générale. Les effets directs sur l'audition sont réels : l'hyperacousie qui est l'extrême sensibilité au son ; la presbyacousie, son affaiblissement (souvent due à l'âge) ; les acouphènes ou l'apparition progressive et insidieuse de la surdité sont constatés dans de nombreux cas de surexposition au bruit. Ces symptômes nécessitent de consulter.

De manière plus générale, la pollution sonore est un enjeu majeur de nos sociétés. Plus d'un Français sur deux déclare subir des nuisances sonores dans leur vie quotidienne ; et 86 % à leur domicile. Encore un sujet dont nous n'avons pas fini de parler.

Ostéoporose

L'ostéoporose est une maladie des os qui affecte à la fois leur densité, leur masse et leur structure. Ainsi fragilisés, les os sont plus sujets aux fractures. Dans la plupart des cas, cette maladie intervient après 50 ans car jusque-là les structures osseuses se renouvellent grâce à l'apport de la vitamine D et les hormones sexuelles.

Attention, cela ne signifie pas qu'à partir de 50 ans l'ostéoporose apparaît. La diminution de la masse osseuse est normale et souvent sans conséquence grave, mais chez certaines personnes elle peut être trop prononcée et entraîner donc une ostéoporose.

Du fait de la ménopause, les femmes sont plus touchées par cette maladie. Elles sont près de 40 % à être touchées autour de 65 ans, et 70 % à partir de 80 ans. Une minceur excessive, l'absence d'activité physique, l'immobilisation longue, la sédentarité, la surconsommation de tabac et d'alcool augmentent le risque de la contracter.

L'ostéoporose est souvent diagnostiquée à la faveur d'une fracture (fémur, os de l'avant-bras ou du poignet, vertèbres, hanches, épaules, bassins, côtes). Pour autant, un terrain favorable doit être pris en compte et, selon l'âge, le sexe et le mode de vie, peut entraîner un diagnostic. On procédera alors à un examen appelé ostéodensitométrie.

Si une ostéoporose vous est diagnostiquée, des traitements simples peuvent instantanément être mis en place. Ils consistent en une supplémentation en vitamine D, en calcium, mais également en adoptant un régime alimentaire privilégiant ces derniers et bien sûr en retrouvant une activité physique adaptée. Des médicaments spécifiques peuvent être prescrits également, ceux-ci ayant pour but soit de freiner la diminution de masse osseuse, soit d'en stimuler la formation ou d'autres encore agissant sur des zones susceptibles, comme les vertèbres ou le bassin par exemple.

Dans tous les cas, il est fondamental d'adopter une bonne hygiène diététique et physique afin de réduire les risques. Je précise à ce propos que boire du lait quotidiennement en trop grande quantité n'est pas bon. Rappelez-vous toujours qu'en alimentation comme dans tout, c'est la dose qui fait le poison.

Oxygénothérapie

De la même manière que l'on peut surveiller soi-même sa fréquence cardiaque avec un tensiomètre, il est aujourd'hui possible de mesurer soi-même sa saturation en oxygène grâce à un saturomètre. C'est un paramètre vital qu'il est bien de contrôler, en prévention. Car une mauvaise oxygénation du sang provoque une insuffisance respiratoire dont nous avons déjà parlé ici et là. Pour rappel, l'insuffisance respiratoire est une défaillance du système respiratoire, l'oxygène manque, cela impacte les poumons et donc toute la circulation sanguine, atteignant ainsi les organes vitaux que sont le cœur et le cerveau. Elle peut relever également d'une incapacité des poumons à évacuer le dioxyde de carbone.

Une mauvaise oxygénation du sang se nomme hypoxémie.

Dans les cas d'insuffisance respiratoire chronique ou de BPCO (bronchite pneumopathie chronique obstructive), l'oxygénothérapie est un traitement qui permet d'apporter un « mieux-être » aux patients atteints. Une bouteille, un concentrateur ou un réservoir délivre de l'oxygène pur (entre 98 et 100 %) via un masque ou par les voies nasales. L'enjeu est donc de remplacer l'oxygène manquant en apportant 45 à 65 % d'oxygène nécessaire pour recouvrer un taux correct dans le sang.

Comme vous le savez, la Covid-19 nous a confrontés à des insuffisances respiratoires aiguës. Des patients avaient une saturation en oxygène très basse sans avoir pour autant de détresse respiratoire. Gravement atteints, certains étaient incohérents, inconscients ; d'autres nous parlaient d'une simple gêne tout en continuant à vivre normalement.

Ce phénomène appelé hypoxémie heureuse ou silencieuse était évidemment trompeur car lorsque nous avons commencé à effectuer une radiothérapie des poumons ou à mesurer leur taux d'oxygène, nous nous sommes rendu compte que nous étions face à un phénomène anormal puisque les résultats étaient plus qu'alarmants. Bref, nous ne comprenions pas, mais nous savions qu'il fallait absolument les placer sous oxygénothérapie.

Deux ans après le début de la Covid-19, nous savons maintenant qu'il faut surveiller la saturation en oxygène à la maison, et comme le lait sur le feu chez les patients les plus fragiles. Si elle baisse de plus de 3-4 % (en général en dessous de 93 %), il faut consulter en urgence et préconiser un scanner pulmonaire et une oxygénothérapie.

Si vous êtes testé positif à la Covid-19, achetez un saturomètre !

Paracétamol

Que celui ou celle qui n'a jamais pris de paracétamol lève la main !

C'est la molécule la plus prescrite et tout le monde connaît le Doliprane ou l'Efferalgan.

Elle est la première molécule consommée avec, à titre indicatif, 500 millions de boîtes vendues en 2013. Et entre 2008 et 2018, la consommation de paracétamol a augmenté de 53 % en France. Un milliard de boîtes sont vendues chaque année. Molécule « miracle » contre la fièvre s'il en est, elle peut aussi en cas de surdosage entraîner de graves conséquences sur le foie notamment.

Attention à l'automédication, attention au surdosage. Les Doliprane, Dafalgan et autre Efferalgan ne sont pas des bonbecs ! Ce sont des médicaments.

Les pictogrammes présents sur les boîtes sont là pour vous renseigner.

En 2017, une étude menée auprès de 840 patients âgés de 18 à 55 ans (toutes professions et tout sexe confondus) par la Faculté de Nancy a révélé que près de 20 % des personnes interrogées reconnaissaient avoir été dans une situation potentielle de surdosage involontaire. 16 % pensaient avoir une bonne connaissance alors qu'ils étaient en surdosage potentiel. Et un peu moins de 30 % souhaitaient pouvoir se procurer du paracétamol hors officine. Ben voyons !

Comme le rappelle l'ANSM, respecter les doses inscrites et les intervalles entre chaque prise or prescription médicale. La dose maximale par prise est de 1 g pour les adultes. L'intervalle entre les prises est de 4 à 6 heures et ne pas dépasser 3 g par jour, sauf avis médical contraire. Ne pas consommer d'alcool pendant le traitement. Chez l'enfant, la posologie est de 60 mg par kilo et par jour, répartis en 4 à 6 prises. Arrêter dès que les symptômes disparaissent. Et si la fièvre persiste au-delà de trois jours, ou les douleurs au-delà de cinq, CON-SUL-TER votre médecin généraliste. Merci.

Patient zéro

À moins de le trouver avant le début d'une épidémie, le patient zéro est selon moi un mythe.

Et nous l'avons tous constaté, voilà un mythe qui a fait les choux gras du *storytelling* médiatique et politique.

Pour les épidémiologistes, le patient zéro présente un intérêt théorique. Il est appelé « cas index », car il est le premier contaminé par un agent pathogène. Mais pour tous les médecins de terrain, en prise avec la réalité quotidienne des contaminations, le patient zéro n'existe plus. D'ailleurs, souvenez-vous, il fut tour à tour chinois, danois, français ; courant 2019, en France, nous commencions déjà à voir arriver dans nos services des patients avec des pneumopathies atypiques que nous essayions de traiter avec de l'azithromycine. Puis d'autres cas apparurent, et notamment en Chine dès le mois de novembre 2019. Il était donc trop tard et des patients zéro, il y en avait trop. Alors je vous pose la question : comment trouver un patient zéro dans le cadre d'une épidémie dont les symptômes étaient si semblables à d'autres infections et maladies connues ? Impossible.

Peau

La peau est en quelque sorte un capital naturel dont il faut prendre soin au risque de le voir diminuer et de ne plus pouvoir le reconstituer.

La peau est un film biologique constitué de trois couches superposées (épiderme, derme et hypoderme) et sa masse comme sa longueur sont les plus importantes du corps humain. Elle a plusieurs fonctions : à la fois barrière cutanée, régulatrice thermique, synthèse hormonale et immunitaire avec ses mille milliards de bactéries.

Comme vous le savez, son meilleur ami et son pire ennemi est le soleil (80 % des cancers cutanés sont liés au soleil). Meilleur ami car il favorise la fabrication de vitamine D ; pire car en cas de surexposition ou d'exposition prolongée, il favorise les deux grands types de cancers de la peau : les carcinomes et les mélanomes. Contrairement à une idée reçue, les mélanomes ne sont pas les plus courants (10 000 par an contre 70 000 pour les carcinomes, notamment baso-cellulaires), cependant ils sont les cancers les plus graves avec 1 500 décès par an, les carcinomes étant eux bénins la majeure partie du temps. Il est donc important de ne pas s'exposer ni trop longtemps ni au plus fort du soleil, et cela s'adresse autant aux enfants qu'aux parents.

Les caractéristiques physiques (couleur de peau et de cheveux), le phototype cutané de type 1 (coups de soleil + absence de bronzage), la présence de nombreux nævus (les grains de beauté qu'ils soient communs ou atypiques), les antécédents personnels ou familiaux, ou bien encore le mode de vie « au soleil » constituent des facteurs de risque. Il vous faut donc être vigilants.

La prévention reste là aussi la meilleure arme pour lutter contre l'apparition de mélanomes. Observez-vous et appliquez la règle dite A, B, C, D, E ; avec A pour asymétrie, B pour bord, C pour couleur, D pour diamètre et E pour évolutivité. Si vous observez l'un de ces cas de figures ou si une lésion apparaît sur un de vos grains de beauté, allez consulter votre médecin qui vous orientera vers un dermatologue.

Pharmacovigilance et vaccino-vigilance

Comme le définit parfaitement le ministère de la Santé, « la pharmacovigilance a pour objet la surveillance des médicaments et la prévention du risque d'effet indésirable résultant de leur utilisation, que ce risque soit potentiel ou avéré. Elle constitue une garantie qui s'exerce tout au long de la vie du médicament. » Et j'ajoute que ce qui est vrai pour les médicaments l'est tout autant pour les vaccins.

Au niveau national, c'est l'Agence nationale de sécurité des médicaments et des produits de santé (ANSM), assistée des 31 centres régionaux de pharmacovigilance qui en est responsable.

De plus, sachez que tout comme les médecins, les chirurgiens-dentistes, les sages-femmes, les pharmaciens et tous les professionnels de santé, vous avez un rôle important à jouer en ce sens en signalant les éventuels effets indésirables survenus après la prise de médicament.

Le taux de signalement est aujourd'hui faible (entre 5 et 6 %) et on comptait en 2017 18 000 décès et 140 000 hospitalisations liés à des effets indésirables. Ces chiffres sont effrayants, j'en conviens, pour autant le mésusage, l'abus, le surdosage font également partie des effets indésirables.

À l'heure où j'écris ces lignes, ce sont un peu plus de 100 000 effets indésirables graves et non graves sur 51 millions de doses administrées (donc 0,19 %) qui ont été recensés suite à un vaccin contre le covid depuis le début de la vaccination d'après l'OMS en France. 25 % des cas recensés sont graves. C'est bien entendu toujours trop. Mais la question que nous devons nous poser est toujours la même : celle de la balance bénéfice-risque.

C'est ce que j'appellerais la pharmacoprécaution.

Phlébite embolie pulmonaire

Si nous pouvions tous voyager en avion en première classe, aurions-nous moins de phlébites et d'embolies pulmonaires ? La question mérite d'être posée tant elles sont le syndrome de la classe éco ! Mais bon, n'allons pas plus loin dans une mise en accusation un tantinet gratuite de nos chères compagnies aériennes…

Soyons sérieux. La phlébite, appelée aussi thrombose veineuse, est une inflammation d'une veine. Un caillot se forme et s'il migre vers un poumon, on obtient une embolie pulmonaire.

Les symptômes sont une douleur au mollet dans la majeure partie des cas, un gonflement ou un durcissement du mollet et une augmentation significative de la température à l'endroit de l'inflammation. Il s'avère qu'elle peut être asymptomatique et qu'elle soit découverte à l'occasion d'un diagnostic d'embolie pulmonaire.

Toute situation d'immobilisation comme un long voyage, l'alitement, la perte d'autonomie ou encore le port d'un plâtre, mais également une mauvaise coagulation sanguine provoquée par une phlébite antérieure, la grossesse, le tabagisme, l'obésité ou la prise de pilule contraceptive peut être un facteur de risque d'une phlébite.

Dans certains de ces cas, la Covid-19 a d'ailleurs été un facteur favorisant, et c'est à l'équipe du Pr Éric Delabrousse au CHU de Besançon que nous devons d'avoir compris qu'il y avait un lien réel entre phénomènes thromboemboliques et Covid-19.

Pour la dépister et en faire le diagnostic, un dosage des D-dimères dans le sang est nécessaire ou bien un angioscanner, qui permet d'explorer les veines et les artères à l'aide d'un liquide de contraste, permettant de visualiser les vaisseaux sanguins.

En France, chaque année ce sont 50 000 à 100 000 phlébites et 40 000 embolies pulmonaires qui sont diagnostiquées. Un traitement anticoagulant et la contention élastique permettent de réduire voire d'éliminer la phlébite (dans le cas des thromboses superficielles).

Donc, n'oubliez pas que si vous devez voyager plus de six heures, armez-vous de bas de contention, buvez de l'eau et portez des vêtements amples. Ce n'est peut-être pas ce qui vous met le plus en valeur mais rassurez-vous, vous n'êtes qu'en seconde !

Pollution

Selon les types de particules fines comptabilisées et ce qu'il est possible de diagnostiquer, la pollution tuerait en France entre 48 000 et 100 000 personnes par an.

Si l'on ne s'en tient qu'à la première donnée, elle est la deuxième cause de mortalité évitable en France. La pollution de l'air tue plus que l'alcool (41 000) et moins que le tabac (73 000).

Pour autant, la pollution est aussi intérieure, et le tabac, l'utilisation de bougies parfumées, de parfums d'intérieur, de sprays désinfectants ou encore de chauffages à bois ont aussi un impact non négligeable sur la santé.

À court terme, la pollution a des conséquences sur le nez, la gorge, les yeux, avec l'apparition d'asthme, de bronchites, d'infections respiratoires en tout genre et d'infarctus du myocarde. Elle augmente les risques de maladies cardiovasculaires, respiratoires, neurodégénératives (maladies de Parkinson et Alzheimer) et du cancer du poumon. Comme le souligne Santé publique France, elle joue également un rôle dans « les troubles de la reproduction, les troubles du développement de l'enfant, les affections neurologiques et le diabète de type 2 ».

Agir en prévention est évidemment un enjeu collectif tant il est au carrefour de décisions politiques, économiques, sociales et culturelles. Mais des mesures individuelles doivent être prises. Aérer, utiliser des humidificateurs d'air, des produits ménagers non issus de la pétrochimie, éviter de sortir au moment des pics de pollution, ne pas utiliser des bougies, des sprays et des diffuseurs d'huiles essentielles sont des gestes simples qui peuvent permettre de se prémunir contre les conséquences de la pollution sur nos vies.

Poumons

Nous en avons deux, le droit est plus gros que le gauche et leur fonction principale consiste à transférer l'oxygène dans le sang et à évacuer le dioxyde carbone présent dans le sang.

Situés au sein de la cage thoracique, sous le diaphragme, et protégés par deux membranes, les deux poumons sont reliés par la trachée et les bronches.

La radiologie des poumons, le scanner thoracique, la fibroscopie, les examens cliniques (épreuve fonctionnelle respiratoire par exemple) ou bien des analyses de sang ou pulmonaires permettent de les explorer et de réaliser des examens. Les deux spécialités relatives aux poumons sont la pneumologie et la chirurgie thoracique.

Comme nous l'avons déjà vu à de nombreuses reprises dans ce livre, les pathologies et les maladies pulmonaires sont nombreuses : la pneumopathie, la pneumopathie d'inhalation (notamment chez les enfants et les personnes âgées lorsqu'un corps étranger est ingéré), le pneumothorax, la bronchite, la tuberculose, l'œdème pulmonaire, la fibrose, la broncho-pneumopathie chronique obstructive BPCO (je me répète), l'asthme, le cancer sont les principales affections.

Le tabac n'est pas le seul responsable des maladies et des pathologies pulmonaires, mais il joue un rôle déterminant dans la survenue du cancer du poumon. Le Collège des pneumologues des hôpitaux généraux a révélé que 48 % des malades français étaient des fumeurs et 52 % des anciens fumeurs. 80 à 90 % des tumeurs cancéreuses sont liées au tabac et le cancer du poumon touche chaque année 40 000 Français.

Le cancer du poumon est la première cause de mortalité chez les hommes et la deuxième chez les femmes. Il est le plus meurtrier de tous les cancers et, malheureusement, il est souvent diagnostiqué trop tardivement, car les symptômes (toux récurrente, essoufflement, respiration sifflante, douleur thoracique constante, sang dans les crachats, infections à répétition, perte de poids, d'appétit, fatigue et changement notable de la voix) apparaissent tardivement. De plus, des symptômes dits paranéoplasiques (libération de substances par les cellules tumorales) tels qu'une difficulté à avaler, la présence de ganglions dans le cou, des maux de tête, mais également des troubles hormonaux se manifestent.

Les facteurs de risque sont le tabagisme bien sûr, actif et passif, la pollution atmosphérique ou bien encore l'exposition à des produits toxiques tels que l'amiante, le chrome, le charbon ou le diesel par exemple.

Selon la gravité du cancer, les traitements (radiothérapie, chimiothérapie, chirurgie) sont adaptés. Mais dans tous les cas, adoptez des gestes préventifs à commencer par arrêter de fumer. N'oubliez pas que 5 ans après avoir arrêté, le risque diminue de moitié ; et 10 à 15 ans après, le risque est presque le même que ceux qui n'ont jamais fumé.

Une seconde affection des poumons sur laquelle je veux insister est la dyspnée respiratoire sifflante, autrement dit l'asthme.

C'est une maladie inflammatoire chronique dite multifactorielle qui combine donc une prédisposition génétique et une exposition à un facteur allergique (pollution, allergies, tabac notamment). Je n'ignore pas que beaucoup, en cas de crise aiguë, ont recours à de la Ventoline pour se soulager à un instant t. Ce n'est pas suffisant. Car elle est une maladie chronique, elle doit donc être traitée en profondeur pour précisément éviter ces crises aiguës.

Dans le cas où vous êtes sujets à l'asthme mais sans le traiter en profondeur, répondez à ces quatre questions très simples que l'on trouve sur le site de l'Assurance Maladie : au cours des 4 dernières semaines, avez-vous été gêné dans la journée plus de deux fois par semaine (difficulté à respirer, oppression dans la poitrine, toux sèche, respiration sifflante) ? Votre asthme vous a-t-il réveillé la nuit ? Avez-vous eu des difficultés à pratiquer vos activités habituelles ? Avez-vous eu besoin d'utiliser votre traitement de crise plus de deux fois par semaine ?

Pour celles et ceux qui n'en souffrent pas, si des signes (essoufflement, respiration sifflante, toux sèche...) surviennent, consultez votre médecin traitant qui, selon, vous recommandera auprès d'un pneumologue ou d'un allergologue pour des épreuves fonctionnelles respiratoires.

Environ 4 millions de Français sont asthmatiques et les chiffres progressent chaque année. Prise en charge, elle est une maladie que l'on contrôle, vous permettant ainsi de mener une existence tout à fait normale. Admettez que ce serait dommage de s'en priver, non ?

Prévention

Vous l'avez compris, c'est le maître-mot. Je pourrais même exagérer et vous dire que si chacun agissait en prévention (soignants compris, bien sûr), nous n'aurions plus besoin de médecins.

Mais ce n'est (heureusement ou malheureusement) pas le cas. Et comme elle est le parent pauvre de la médecine, je suis bien obligé de continuer à vous enquiquiner !

La prévention consiste à éviter l'apparition, le développement ou l'aggravation des maladies et des incapacités. Elle se divise en trois temps ou axes : la prévention primaire qui agit en amont à l'aide des vaccins et les actions sur les facteurs de risque ; la prévention secondaire qui agit à un stade précoce de l'évolution (dépistage) ; et la prévention tertiaire qui agit sur les complications et les risques de récidive.

Voilà qui est théoriquement clair et bien dit, mais la réalité est bien différente.

Un récent rapport du Sénat portant sur le projet de loi de Finance 2021 pour la santé pointe « un effort de prévention résiduel, fragmenté et dépourvu de toute portée stratégique ». Selon la DREES, en 2018, la France consacrait 6 milliards d'euros à la prévention sur un total de 276 milliards en dépenses courantes de santé. En comparaison, elle consacrait 203,5 milliards en consommation de soins et de biens médicaux, c'est-à-dire les soins hospitaliers (publics et privés), les soins ambulatoires (soins de ville – médecins, sages-femmes, dentistes, auxiliaires médicaux, analyses, cures thermales) mais aussi médicaments en ambulatoire et transports de malade. Indubitablement, notre pays promeut un système qui est dans le *cure*, moins dans le *care,* et finalement très peu en *prevent.*

D'après les derniers chiffres fournis par l'OCDE pour 2019, nous n'accordons que 1,9 % en soins préventifs (donc en prévention primaire et secondaire) sur la totalité de nos dépenses courantes de santé, juste devant la Belgique, la Grèce, le Portugal et la Slovaquie ! L'Italie (4,7), les Pays-Bas (3,3), l'Allemagne (3,3), la Pologne (2,1) ou encore l'Estonie (3,6) pour ne citer qu'eux investissent plus dans la prévention. Car, au risque de me répéter, il s'agit bien d'investissement à moyen et long terme.

Alors oui, l'État ne peut pas tout, et nous devons tous prendre notre part de responsabilité comme je ne cesse de le dire dans ce livre, mais à tout le moins pourrait être exemplaire.

Protéine Spike ou S

Elle est la clef qui permet au SARS-CoV-2 de pénétrer dans nos cellules ; elle est également « l'une des cibles de notre système immunitaire face à l'infection » précise l'INSERM ; elle est la cible des anticorps produits par l'organisme après l'infection.

Après la phase séquençage du génome du virus, il a été possible de déterminer le code génétique permettant de la synthétiser, base des vaccins à ARN messagers. Le sujet est complexe et aujourd'hui nous n'avons pas beaucoup de recul sur les effets secondaires dont elle serait responsable. Selon sa durée de séjour, sa toxicité ou sa quantité produite dans l'organisme, elle pourrait expliquer chez certains patients la survenue d'inflammations constatées telles que des péricardites ou des myocardites.

En l'état actuel des recherches et des études dont celle menée à Harvard auprès de professionnels de santé vaccinés Moderna, elle semble inoffensive, car elle n'est utilisée qu'en très petite quantité et pour une durée très réduite ; cela ne lui permettant pas de se reproduire de cellules en cellules et de se propager dans les organes.

La recherche se poursuit…

Quatorzaine

Comme vous le savez, le principe d'isolement général d'une population ne date pas d'hier !

La première quarantaine répertoriée de l'histoire date du XIVe siècle. Elle prit place à Raguse (actuelle Dubrovnik) pour faire face à une épidémie de peste noire et dura... 30 jours. La première quarantaine de 40 jours eut lieu à Venise pour la même raison (la peste s'étant répandue sur les villes portuaires des côtes adriatiques). La durée instituée de 40 jours correspondrait, selon les principes hippocratiques, au fait qu'une maladie est déclarée chronique après 40 jours. Après quoi, en fonction des pays, des politiques, des règles sanitaires, des causes et des crises, la quarantaine devient un principe ne signifiant pas nécessairement une durée. Voilà pour l'histoire. Et voilà pourquoi nous parlons plutôt de quatorzaine s'agissant du coronavirus ; la durée d'incubation pouvant s'étendre à 14 jours, il faut donc être isolé pendant cette période. C'est donc une période de contagiosité qui va déterminer le temps d'isolement.

Pour mémoire, l'isolement est recommandé lorsque des symptômes apparaissent et que l'on est en attente d'être testé, lorsque l'on est testé positif, si l'on vit avec une personne testée positive alors que l'on est négatif, si l'on a été en contact avec une personne testée positive et que l'on attend d'être testé, si l'on a été testé négatif alors que l'on est une personne contact à risque, ou si l'on revient d'un séjour hors de France métropolitaine. Après quoi, tout l'enjeu est de savoir comment se comporter lorsque l'on est isolé. Et l'idée-force est d'éviter tout contact avec toute personne extérieure, de maintenir une distance vis-à-vis de celles et ceux avec qui vous vivez et d'appliquer des règles d'hygiène à la fois élémentaires (aérer régulièrement, ne pas partager les objets quotidiens de toilette) et exceptionnelles comme de nettoyer à chaque usage les parties sanitaires (salle de bains, toilettes) lorsque l'on n'en a pas plusieurs. J'ajoute que prendre sa température régulièrement est important.

Après, que dire sinon qu'il faut attendre ; et je sais bien qu'en fonction des situations cette période d'isolement est injuste. Et que dire du confinement ! Alors oui, la mesure est moyenâgeuse (au sens propre comme au sens figuré), et elle semble s'imposer lorsque l'on n'a pas d'autres solutions. Nous en avons déjà parlé ici et là, et vous connaissez mon point de vue : on ne peut pas gérer une crise épidémique au regard de courbes et de tests positifs, quand on devrait la résoudre au regard des patients atteints. Le taux de reproduction (dont nous allons parler ci-après) n'est qu'un indicateur qui n'éclaire en rien la situation des patients (comorbidités, âges, conditions de vie).

En début d'épidémie, devant l'inconnu de la maladie et en mesure d'urgence, peut-être était-il justifié mais avec le recul, une meilleure prise en charge et une analyse objective de l'hétérogénéité de la situation sur le territoire, il s'est avéré désastreux en termes médicaux, psychologiques, sociaux et économiques.

R0

C'est donc l'indicateur de suivi épidémiologique déterminant le taux de reproduction d'un virus. Appelé taux de reproduction de base, il indique le nombre moyen de nouveaux cas qu'une personne infectée et contagieuse va générer dans une population. Ainsi si le R est à 3, cela signifie qu'une personne contaminée en contamine 3.

Le R0 est calculé à partir de trois facteurs : la durée de contagiosité après infection, la probabilité d'une infection après un contact entre une personne infectée et une autre susceptible de l'être et enfin, la fréquence des contacts humains. Supérieur à 1, l'épidémie se développe ; inférieur à 1, l'épidémie régresse.

Le R0 est l'indicateur que l'on regarde en début d'épidémie ; on le distingue du Re (nombre de reproduction effectif) que l'on suit tout au long de cette même épidémie. Il désigne qu'une personne infectée va générer en moyenne à un instant donné au sein d'une population composée de personnes susceptibles d'être infectées et de personnes immunisées. On a d'ailleurs vu le Re remonter en flèche à partir du moment où la campagne de tests a été lancée au deuxième semestre 2020.

C'est donc celui-ci qu'il faut regarder de près. En juillet 2021 par exemple, alors qu'en Bretagne, Île-de-France,

Corse, Provence-Alpes-Côte-d'Azur ou encore Occitanie le R effectif par PCR était au-dessus de 1 (1,58 en Corse, 1,36 en PACA ou 1,23 en Bretagne), il descendait sous ou était égal à 1 (Bretagne) aux urgences, pour finalement baisser encore en hospitalisations (0,57 en Bretagne, 0,67 en Île-de-France, 0,90 en Provence-Alpes-Côte-d'Azur ou encore 0,56 en Occitanie).

Surveiller le R0 comme de l'huile sur le feu n'est donc qu'indicatif, et en aucun cas il ne devrait s'imposer comme un impératif. Parce qu'il évolue en fonction des mesures prises (temporaires ou durables, campagne de tests, de vaccinations), de la virulence du virus et surtout des personnes que le virus atteint. Et comme l'immunité naturelle est très difficile à modéliser, il est bien évident qu'il n'est qu'un indicateur parmi d'autres, au même titre je le répète, que le nombre réel de patients hospitalisés.

Réanimation

Il me paraît plus qu'opportun de vous rappeler ce qu'est la réanimation et quel est son objet. Comme la définit la société française d'anesthésie et de réanimation (SFAR), celle-ci est « est un service spécialisé où sont hospitalisés les patients les plus graves. Ils y bénéficient d'une surveillance constante des fonctions vitales comme la ventilation, l'oxygénation, la pression artérielle, les fonctions cardiaque et rénale [...] Les patients sont admis en réanimation s'ils présentent une défaillance d'une fonction vitale comme lors d'une infection grave (choc septique), d'une intoxication médicamenteuse, d'un polytraumatisme, d'un coma, d'une insuffisance rénale aiguë, d'une insuffisance respiratoire aiguë, après un arrêt cardiaque ou encore en post-opératoire d'une chirurgie majeure comme la chirurgie cardiaque ou digestive. Il existe des réanimations "spécialisées" pour les nouveau-nés, la pédiatrie, les patients de neurochirurgie (accident vasculaire cérébral ou traumatismes crâniens graves), les patients de chirurgie cardiaque ou thoracique. »

D'après les derniers chiffres publiés par la DREES en juin 2021, la France (métropole et outre-mer) compte 5 433 lits de réanimation (tout établissement confondu). Ceux-ci sont à distinguer des lits dits de surveillance continue qui sont au nombre de 8 217 ; et également des soins intensifs qui sont 5 954, là aussi pour la France entière. En France, ces trois catégories sont regroupées sous l'appellation de « lits en soins critiques » ; leurs capacités se sont développées entre 2013 et 2019, augmentant de 10,3 % en soins intensifs, 8,6 % en surveillance continue et 1,2 % en réanimation. Contrairement à nos voisins et amis allemands, nous opérons une différence entre ces trois types de lits pour la simple et bonne raison que les soins médicaux qui y sont dispensés ne sont pas les mêmes.

Et pendant la crise du Covid-19, une confusion était opérée en France entre réanimation et soins critiques. Santé Publique France publiait chaque jour le nombre de personnes en soins critiques, sans spécifier si celles-ci étaient en surveillance continue, en soins intensifs ou en réanimation. Ce qui n'est *a priori* et heureusement plus le cas aujourd'hui. À l'époque, disaient-ils, cela n'avait pas d'importance, car seul comptait le nombre de patients hospitalisés dans un état grave. C'est vrai, mais le problème est que cela induit en erreur sur le taux d'occupation des lits en réanimation puisqu'il est calculé à partir du nombre de patients admis en… soins critiques.

La réanimation a été, et comme je l'ai expliqué par ailleurs je le déplore, le thermomètre de la crise alors qu'elle était en réalité le témoin de la saturation et de la crise hospitalière. Moins d'1 % des malades de la Covid-19 finissent en réanimation. Nous manquons cruellement de lits, et pas uniquement de lits de réanimation, et il subsiste trop de disparités entre les régions ; en termes de besoins inhérents à chaque région.

Fin 2020, sur les 2 983 établissements hospitaliers (hôpitaux et cliniques) français, 386 835 lits étaient comptabilisés contre 392 603 un an avant, soit 5 758 de moins selon la DREES ; le virage dit ambulatoire et la volonté de gérer en flux tendu comptant énormément dans cette baisse générale du nombre de lits. Et pendant ce temps, le nombre de lits de réanimation a augmenté, certes peu, et la crise a vraisemblablement permis cela. Parce que partout dans les médias on ne parlait que de réanimation avec une surexposition de médecins réanimateurs.

La crise de la Covid-19 n'a pas été une crise des services de réanimation, elle fut le révélateur d'une crise structurelle et globale de l'hôpital.

Rééducation

C'est quasi l'inverse de la réanimation, et comme la prévention qui est en quelque sorte à l'autre bout de la chaîne de soin, la médecine physique et de réadaptation (MPR), si jeune soit-elle, est encore trop sous-estimée, sous-dimensionnée, minimisée. Elle est considérée comme l'un des parents pauvres de la médecine, bien moins noble, et donc peu prisée par les étudiants. Pourtant c'est une spécialité pluridisciplinaire qui fait appel, selon les cas et la gravité de ces derniers, à des spécialités médicales et paramédicales comme la kinésithérapie, la podologie, l'ergothérapie, la diététique, l'orthophonie, la psychologie, la neuropsychologie, la psychomotricité. Son rôle est « d'assurer et de coordonner la mise en applications de toutes les mesures et solutions visant à prévenir ou à réduire les conséquences fonctionnelles, physiques, psychologiques, sociales et économiques des déficiences et des incapacités », comme la définit très justement l'Union européenne des médecins spécialistes.

Il n'est donc pas difficile de comprendre à quel point elle est essentielle. En d'autres termes, dès qu'il y a un traumatisme (physique, psychologique, psychique, neurologique) ou une infection aiguë entraînant quelque traumatisme que ce soit, une part plus ou moins conséquente de rééducation est nécessaire.

En France, il existe 1 841 structures dites de SSR (soins de suite et de rééducation) dont une majorité en cliniques et centres privés à but lucratif et non lucratif. Seulement 38 % de ces établissements sont publics. Sur ce sujet aussi, il y aurait beaucoup à dire. L'hôpital Raymond-Poincaré, plus connu sous le nom d'hôpital de Garches, établissement de référence en matière de soins de suite, de rééducation et de handicap, va fermer ses portes en 2024. Il sera délocalisé à Boulogne-Billancourt et sera intégré dans un autre centre.

Est-ce là la meilleure solution ? Regrouper les services, les hôpitaux au profit de grands centres hospitaliers avec au passage une réduction des capacités ? Raisonne-t-on en termes de besoins et de santé publique ? Laissez-moi en douter.

SAMU

C'est au Dr Louis Lareng, médecin spécialiste en anesthésie et réanimation, que nous devons le SAMU (service d'aide médicale urgente).

Inventé en 1968 avec le Dr Madeleine Bertrand, le SAMU est le centre de régulation médico-sanitaire des urgences. Communément appelé le 15, chaque département en a un (à l'exception de Marseille qui a son propre SAMU) et son rôle est celui d'une assistance d'urgence pré-hospitalière soit en télémédecine, soit en consultation d'un médecin généraliste, soit en envoi d'une ambulance simple, d'urgence, en mobilisation d'unité de soins intensifs, soit en une mobilisation de moyens autres tels que les Sapeurs-Pompiers, le Police, l'Armée.

Le SAMU est donc un standard téléphonique, il ne se déplace pas ; c'est la SMUR (structure mobile d'urgence et de réanimation) qui se déplace. Contrairement au SAMU, il y a plusieurs SMUR par départements. Chaque SMUR est composée au minimum d'un médecin, d'un infirmier et d'un ambulancier diplômés d'État, et son rôle est d'assurer des soins intensifs en mobilité (activité primaire) ou d'effectuer des transports entre hôpitaux (activité secondaire). Autrement dit, avec la SMUR, mobilisée par le SAMU, c'est l'hôpital qui va au malade.

L'idée première du SAMU est de travailler en amont, notamment sur les cas graves, afin de désengorger les services d'urgence hospitaliers.

Or, le SAMU est aujourd'hui confronté à un manque de médecins d'urgence. De fait, de plus en plus d'urgentistes des hôpitaux sont mobilisés. Il se crée ainsi un vide dans ces services, entraînant la fermeture de lignes de garde dans les hôpitaux. La médecine d'urgence est elle aussi (comme la médecine générale) une des spécialités les moins prisées par les futurs internes. De fait, puisqu'on ne peut pas obliger les étudiants à intégrer telle spécialité (en manque d'effectifs) plutôt qu'une autre, il serait bon de réfléchir à une réorganisation complète de l'urgence médicale et sanitaire en France. Trop de numéros d'urgence, trop de budgets différents entre les services d'urgence (hôpital, pompiers...), trop de querelles économiques entre chapelles, tout cela rend l'urgence incompréhensible, désorganisée, inadaptée ; pour les patients et pour les médecins. Encore faut-il s'entendre sur ce que l'on qualifie d'urgent. Nous en parlerons lorsque nous aborderons le mot dans quelques pages.

Santé

Il ne se passe pas trois mois sans qu'une couverture de presse vous renseigne sur le pays, la région, le département, la ville où il est bien de vivre. Chaque année (souvent en septembre et en avril), des classements sont publiés entre ces pays-ci, ces villes-là. Mais de quoi parle-t-on en fait tout au long de ces pages pleines de chiffres et de photos ? De santé bien sûr !

Il est bon de le rappeler : la santé n'est pas la médecine. La santé est un état de complet bien-être physique, mental et social, auquel la médecine, aux côtés d'autres déterminants de santé, participe. Alors bien sûr, vous me direz que c'est un peu facile, et qu'une bonne santé d'un point de vue médical participe grandement de notre santé générale. Et je ne vous dirais pas le contraire : il est en effet important de ne pas être alcoolo-tabagique, de pratiquer une activité physique régulièrement, de dormir suffisamment et de bien manger. Mais je vous répondrai aussi que ce sont là des critères nécessaires mais pas suffisants. Car, parmi les déterminants de santé, on trouve aussi les facteurs personnels (autres que médicaux), sociaux, économiques et environnementaux ; précisément tous ceux que l'on trouve dans ces classements.

Mais le pays de cocagne n'existe pas. Il ne dépend que de soi, et il me paraît absurde de vouloir s'entendre sur un pays, une région, une ville qui serait la destination de vie idéale. Pour autant des critères fondamentaux tels que l'accès aux soins, l'éducation, les environnements physiques ou bien encore le niveau de revenu doivent être pris en considération, avec la même exigence que ceux cités plus haut.

La crise de la Covid-19 a révélé, s'il le fallait, que nous n'avions plus le meilleur système de santé du monde. Et dans le même temps, elle a révélé aussi que nous bénéficiions probablement du meilleur système de protection sociale. Alors que dire et que faire, sinon continuer de travailler à leur amélioration conjointe ?

Pour le reste, allez faire un tour sur *oecdbetterlifeindex.org*, et découvrez peut-être où vous devriez vivre pour être en bonne santé.

Santé mentale

Selon l'OMS, la santé mentale ne consiste pas à ne pas avoir de maladies, mais à se sentir bien ; en d'autres termes, elle est la santé de notre ressenti, vis-à-vis de soi et du monde.

Définition de l'OMS avec les déterminants et arriver à la France avec la grande oubliée du système de santé. Deux piliers la fondent : la capacité que nous avons à nous projeter dans l'avenir et le fait de se sentir bien au quotidien. Là aussi, comme je vous le disais plus haut, la médecine, en l'occurrence la psychiatrie, ne joue que pour partie dans l'appréciation de notre santé mentale. Elle est à la santé mentale ce que la médecine est à la santé.

Les causes d'une mauvaise santé mentale peuvent être nombreuses. Les addictions, les troubles alimentaires, les troubles affectifs, le contexte social, le chômage, les maladies psychiatriques en font partie. Les maladies mentales sont la dépression, les troubles bipolaires, la schizophrénie, la démence, la déficience intellectuelle et les troubles du développement tels que l'autisme.

Elles représentent le premier poste de dépense du régime général de l'Assurance maladie par pathologie, avant les cancers et les maladies cardiovasculaires, soit 19,3 milliards d'euros par an selon un rapport de la Caisse nationale d'assurance maladie datant de 2018. Dans le monde elles sont en augmentation, et l'on estime qu'une personne sur deux sera atteinte d'une maladie mentale au cours de sa vie, et qu'un adulte sur cinq en âge de travailler en souffre à tout moment.

L'anxiété est le trouble mental le plus représenté en Europe avec 25 millions de personnes.

En France, sur la période 2000-2013, ce sont entre 55 957 décès avec troubles mentaux qui ont été recensés, soit 10 % de l'ensemble des décès.

Et la crise que nous avons connue n'a fait qu'empirer la situation. Si en comparaison de la première vague, une diminution significative des états dépressifs a été observée, les enquêtes menées en mai 2021 montrent des niveaux encore très élcvés. À titre d'exemple, notez que 19 % des Français déclarent souffrir d'un état dépressif et que 21 % souffrent d'un état anxieux.

En termes de soins et de prise en charge, la situation est inquiétante car certains secteurs (hôpital de jour, de nuit, centre de consultation, centre d'accueil) n'ont plus de psychiatres. « Plus de 1 000 postes ne sont pas pourvus, soit de l'ordre de 20 % des postes du secteur public », nous disaient l'économiste Jean de Kervasdoué et le psychiatre Daniel Zagury en juillet 2020.

Des Assises de la santé mentale et de la psychiatrie se sont tenues au mois de septembre 2021. Elles avaient pour but de dresser un état des lieux, de la prise en charge, de l'offre et de l'accompagnement, nécessaires après la forte crise que nous avons subie. Pour autant, à titre personnel je déplore le peu de places accordées à des médecins autres que psychiatres et ainsi que le peu de prises de paroles sur la prévention. Car, en matière de santé mentale, celle-ci n'est pas un vain mot. La pratique d'une activité physique, l'établissement d'une routine quotidienne entre le temps consacré à soi, au travail et aux autres, la consommation raisonnée d'écrans, d'alcool, une alimentation équilibrée font là encore partie des gestes de prévention. Enfin, si vous sentez survenir une faiblesse, n'hésitez jamais à en parler avec votre médecin généraliste ; il est aussi présent pour cela.

SARS-CoV-2

Ce que l'on nomme Covid-19 est le nom de la maladie infectieuse, tandis que ce que l'on appelle le SARS-CoV-2 est le nom du virus responsable de cette maladie. Généralement, les infections à coronavirus sont bénignes, elles sont associées au rhume et touchent beaucoup les enfants. Pourtant, le SARS-CoV-2 fait désormais partie des virus qui depuis le début du XXIe siècle ont causé des millions de morts dans le monde.

Le SARS-CoV (appellation générique du virus) fut responsable du syndrome respiratoire aigu sévère appelé SRAS qui s'est développé en Chine entre fin 2002 et juillet 2003 et qui a entraîné près de 800 morts dans le monde. Également, il est la cause du MERS (*Middle East Respiratory Syndrome*), une atteinte respiratoire potentiellement sévère qui s'est développée à partir de 2012 au Moyen-Orient et qui est responsable de la mort de plus de 450 personnes dans le monde.

Aujourd'hui, il est donc la cause de la maladie dite Covid-19.

Au moment où j'écris ces lignes, son origine est toujours débattue. Les coronavirus sont fréquemment observés chez les animaux, mais il est rare que ces derniers infectent les hommes. Le MERS constitue une exception puisqu'il se serait répandu via les dromadaires. Nous savons que le SARS-CoV-2 est génétiquement plus proche des chauves-souris, mais jusqu'à présent aucune preuve de transmission directe vers l'être humain n'a été observée. D'où le fait qu'il est possible qu'il ait été transmis via un hôte, en l'occurrence le fameux pangolin, le nouvel ennemi public n° 1 ! Mais encore une fois, cela reste hypothétique. Enfin, une dernière piste suggérerait que ce virus était présent chez l'homme, et que par mutation (car les virus à ARN mutent plus facilement), il se soit développé avec les conséquences que nous connaissons depuis près de deux ans.

Scanner

Le scanner, ou tomodensitométrie, est une technique d'imagerie médicale par rayons X pour des pathologies requérant un diagnostic plus précis. Elle permet, à l'aide d'un produit iodé (en intraveineuse ou par voie orale) et via un système informatique de visualiser des tranches d'épaisseurs variables et de réaliser des images en deux ou, si besoin, en trois dimensions de la zone anatomique observée et de visualiser des tranches d'épaisseurs variables. Il est prescrit par votre médecin généraliste et réalisé par un radiologue. L'examen est totalement indolore et sa durée varie entre 5 et 10 minutes.

Dans le cas de la Covid-19, l'examen par scanner est aujourd'hui déterminant car il met en évidence les lésions infectieuses responsables des pneumonies et des embolies pulmonaires. Il nous permet donc de gagner du temps car les images produites dites pathognomoniques (typiques de la Covid-19) nous renseignent immédiatement sur le niveau de sévérité, donc sur le traitement à mettre en place, son orientation et le pronostic vital. D'une certaine manière, l'on pourrait même dire que grâce au scanner, examen simple, rapide, peu coûteux et peu irradiant, nous pourrions presque nous dispenser de faire des tests RT-PCR qui, comme je vous l'ai dit, demeurent limités.

Dès le début de la crise de la Covid-19, une étude menée par l'hôpital Tongji du Wuhan entre le 6 janvier et le 6 février 2020 auprès de plus de 1 000 patients a montré que la sensibilité du scanner était de 98 % alors qu'elle n'était que de 71 % pour les tests PCR.

Pour les patients les plus fragiles et/ou dès que les symptômes s'aggravent ou que la saturation en oxygène baisse, j'ai désormais le réflexe systématique de prescrire un scanner pulmonaire pour dépister pneumonie, Covid-19 et embolie pulmonaire et traiter très vite.

Pour autant, ne confondons pas tout : la tomodensitométrie ne doit pas être demandée à tort et à travers. Elle est évidemment déconseillée pour les femmes enceintes car les rayons X peuvent être dangereux pour le fœtus ; comme ils peuvent l'être pour chacun d'entre nous à fortes « doses » et provoquer des lésions cellulaires radio-induites. Cependant, elle est requise dans le cadre de certaines pathologies affectant le cerveau, le crâne, la cage thoracique, l'abdomen, le pelvis, les artères coronaires ou en suivi de traitements de nombreux cancers par exemple.

En Italie, selon la DREES, on trouvait en 2018, 757 appareils de scanner pour 541 établissements publics ou privés à but non lucratif. Ce qui est peu et nous place en queue de peloton avec 18 scanners pour 1 000 000 d'habitants en 2020, derrière des pays comme la Lituanie (31), l'Italie (36), les États-Unis (42), l'Islande (47), l'Australie (70) ou le Japon (111).

SHA

SHA ou solution hydroalcoolique est une solution d'aseptie pour la désinfection hygiénique des mains. Comme je l'évoquais lorsque nous parlions des infections nosocomiales, cette solution est recommandée par l'OMS et est, de fait, utilisée dans tous les établissements de soins.

Son origine continue de faire débat (États-Unis au milieu des années soixante, Suisse dans les années soixante-dix) mais c'est au début de ce siècle (2004) que l'OMS lance le programme « *clean hands save your life* », généralisant son utilisation. À ce jour, on estime que les infections nosocomiales ont été divisées par deux grâce à son utilisation, permettant ainsi de sauver entre 8 et 9 millions de vies par an.

Pour autant, je le répète, ne recourez à cette solution que s'il vous est impossible de vous laver les mains normalement avec de l'eau et du savon. Ne cherchez pas la désinfection absolue ! Vous avez besoin de vos bactéries.

Sédentarité

Soyons clairs : l'inverse de la sédentarité n'est pas le sport. C'est bouger normalement et à son niveau. Et malheureusement la sédentarité touche beaucoup plus de monde que vous pouvez l'imaginer. Vous voulez comprendre ? Oui ? Bon. Prenez une journée-type : vous vous levez, vous allez vous asseoir pour prendre votre petit-déjeuner, puis vous vous habillez, puis vous vous asseyez à nouveau, soit dans les transports en commun soit dans votre véhicule, puis vous arrivez sur votre lieu de travail. Là, vous prenez l'ascenseur, puis vous allez vous asseoir à votre bureau. La matinée se passe. Puis vous allez déjeuner. Assis bien sûr. Ensuite, vous retournez vous asseoir à votre bureau. Fin de journée. Vous reprenez votre voiture ou les transports en commun. Assis, ou figé sur place en fonction de l'horaire dans le RER, le TER, le métro ou l'autobus. Arrivé chez vous, c'est l'heure de dîner : vous vous asseyez. Ensuite, un film, une série, un livre, que sais-je, et vous voilà à nouveau assis. Enfin, c'est l'heure de vous coucher, autant s'allonger ! Voilà donc la sédentarité.

Vous m'avez donc compris : pour ne pas tomber dans la sédentarité, il faut bouger ; autrement dit saisir la moindre occasion d'être en mouvement. Prendre les escaliers plutôt que l'ascenseur, quitter les transports une ou deux stations avant votre destination finale (travail et domicile), vous dégourdir les jambes régulièrement dans la journée, profiter de la pause déjeuner pour marcher une dizaine de minutes ou bien encore faites des pauses de 5 minutes toutes les 90 minutes et étirez-vous. Et si vous le pouvez (et vous le pouvez !), pratiquez une activité physique modérée à élevée 5 fois par semaine (week-end compris) pendant 30 minutes.

Plaisanterie mise à part, la sédentarité est un mal largement sous-estimé. En France, 70 % de la population passe quotidiennement plus de 8 heures par jour en position assise. 66 % des 11-17 ans présentent un risque sanitaire élevé, 49 % très élevé, et 17 % sont très exposés ; ceci principalement dû à un manque d'activité physique et des temps d'écrans dépassant 4 h 30 par jour pour la dernière catégorie.

À long terme, la sédentarité favorise les douleurs articulaires, la prise de poids. Elle double le risque d'obésité, de maladies cardiovasculaires et de diabète de type 2. Et elle augmente les risques du cancer du côlon, de l'estomac, du rein, d'hypertension artérielle, d'ostéoporose, de dépression et d'anxiété. Le tabac, une mauvaise alimentation et la surconsommation d'écrans constituent bien entendu des facteurs aggravants.

D'après une étude nord-américaine publiée en mars 2021 dans le *British Journal of Sports Medicine*, la sédentarité serait responsable, toutes causes confondues, de plus de 4 millions de morts chaque année dans le monde.

Alors je vous en conjure, bougez !

Selles

Cela peut vous paraître curieux, mais tout comme les urines dont nous parlerons bientôt, il est bien d'observer régulièrement ses selles.

La fréquence, la consistance et la couleur peuvent vous fournir beaucoup d'informations. Différents facteurs les font varier tels que l'alimentation, la prise de médicaments, un virus, une bactérie ou un changement de mode de vie (stress, changement dans l'alimentation, voyage à l'étranger). Des selles noires répétées, si elles ne sont pas le résultat de certains aliments tels que le boudin, la réglisse ou les mûres, peuvent être provoquées par un saignement de l'estomac, de l'œsophage, de l'intestin grêle ou du duodénum, et dans ce cas il faut consulter sans tarder afin que soit réalisée une fibroscopie. Si elles sont rouges, cela signifie que vous avez du sang dans les selles et cela peut provenir d'une colite inflammatoire, d'une fissure anale ou d'hémorroïdes et il faut également consulter. C'est également le cas si elles sont blanchâtres ou jaunes, il pourrait s'agir d'un problème hépatique ou d'un dysfonctionnement du pancréas. Par ailleurs, si elles sont chargées en glaires, cela doit aussi vous alerter et vous conduire chez votre médecin car ce peut être le signe d'un polype, d'une colite inflammatoire ou d'un problème à explorer.

Enfin si elles sont vertes, violettes ou oranges, rassurez-vous, cela signifie que vous mangez trop de betteraves, de brocolis, d'artichauts, de courgettes, d'épinards ou de haricots verts. Ce qui est quand même très bien.

S'agissant de la consistance, et même si chacun a son propre transit (en règle générale, si le transit est court les selles sont molles ; s'il est long, elles sont dures), il est important de bien l'observer dans la durée. Là aussi, c'est la chronicité (au-delà de 72 heures) qui va déterminer la nécessité de consulter votre médecin ou pas.

On parlera de constipation si vous vous rendez moins de trois fois par semaine aux toilettes. Si elle est brutale, il faut consulter. Sinon, privilégiez une alimentation à base de fibres et buvez de l'eau (1,5 à 2 litres par jour) régulièrement dans la journée.

La diarrhée quant à elle est souvent due à la présence de germes (bactéries, parasites, virus), à une intoxication ou une intolérance alimentaire, au stress, ou plus grave, à des maladies inflammatoires, des tumeurs ou des malformations. Ces dernières sont souvent à l'origine de diarrhées chroniques. Contrairement à une idée reçue, boire de l'eau (au moins 2 litres par jour) est bon en cas de diarrhée, et bien sûr continuer de vous alimenter en évitant (et proscrivant) les aliments trop gras, trop épicés et trop riches en fibres.

Les changements de consistance sont multifactoriels. Ils peuvent être causés par l'âge, un changement hormonal (ménopause), la consommation importante de tabac, d'alcool (diarrhée), les médicaments (constipation), d'aliments (chocolat, légumes, fruits), de médicaments ou un problème de thyroïde.

Sein

Le cancer du sein est le plus fréquent chez les femmes en France, en Europe et aux États-Unis.

Dépisté à un stade précoce, la survie à 5 ans est de 99 %. 75 % des cancers du sein se déclarent après 50 ans. Il touche un peu moins de 54 000 femmes par an pour un peu moins de 12 000 décès. Et il est la première cause de cancer dans le monde avec 11,7 % des nouveaux cas de cancers dans le monde selon l'ONU.

La prévention est donc une arme de choix afin de lutter contre cette maladie.

L'autopalpation mammaire régulière (une fois par mois) permet déjà de détecter d'éventuelles tumeurs, notamment à partir de 50 ans. Celle-ci vient compléter le rendez-vous annuel chez votre gynécologue ainsi que la mammographie que vous devez faire tous les deux ans, là aussi à partir de 50 ans. Depuis 2004, le dépistage a été généralisé et il est donc proposé tous les deux ans aux femmes âgées de 50 à 74 ans.

Les principaux facteurs de risque du cancer du sein sont aujourd'hui connus : l'âge, la prédisposition génétique, des pathologies mammaires antérieures, les antécédents familiaux (cancer du sein, des ovaires) ont été clairement identifiés. D'autres, tels que le tabagisme, l'obésité, l'alcoolisme, le manque d'activité physique ou bien des traitements de la ménopause, sont fortement suspectés. Les symptômes sont une boule dans un sein, des ganglions sous l'aisselle, un changement de la taille ou de la forme du sein et également des modifications de l'apparence de la peau ou du mamelon. Ces signes doivent vous alerter et vous conduire à consulter afin qu'un diagnostic, positif ou négatif, soit réalisé.

La plupart des cancers du sein se traitent par chirurgie, en fonction de nombreux critères (âge, stade, localisation, taille, activité, entre autres). Seul le cancer du sein ayant développé des métastases (tumeurs formées à partir des cellules cancéreuses) requiert des traitements systémiques (chimiothérapie, hormonothérapie, thérapie ciblée), et dans certains cas, une intervention chirurgicale.

Enfin, sachez que la majorité des tumeurs ne sont pas nécessairement malignes, même si elles nécessitent une prise en charge. La plus courante est le fibroadénome (une petite masse semblable à du caoutchouc ferme qui se déplace lorsqu'elle est touchée). D'autres, connues, sont les kystes, l'hyperplasie, différentes causes de l'écoulement mammaire (infection du sein notamment) ou la gynécomastie (augmentation du volume du sein) chez l'homme. À ce propos, j'ajoute que le cancer du sein existe également chez l'homme, mais dans une moindre mesure puisqu'on l'estime entre 0,5 et 1 % des cancers masculins.

Sérologie

Vous en avez tous fait, et ce avant la Covid-19 ; et comme vous le savez, elle se fait par prise de sang.

La sérologie étudie les sérums (la partie liquide du plasma sanguin dépourvue de cellules), leurs propriétés et leurs caractéristiques immunitaires présentes en raison d'une maladie, souvent infectieuse, et dont l'origine est virale, bactérienne ou parasitaire. La sérologie cherche les anticorps spécifiques car ils révèlent la présence d'un microbe ; et selon les cas, est recherché soit l'agent pathogène responsable de l'infection, soit la capacité immunitaire de l'organisme à lutter contre l'agent pathogène.

La sérologie peut donc être positive ou négative.

Dans le cadre du VIH par exemple, on parle de patients séropositifs ou séronégatifs, signifiant donc dans le premier cas la présence d'anticorps luttant contre les antigènes du VIH, et leur absence dans le second cas. C'est exactement la même chose s'agissant des virus hépatiques comme la mononucléose, la rubéole ou la syphilis qui sont des maladies bactériennes ou la toxoplasmose qui est une maladie parasitaire particulièrement redoutée par les femmes enceintes.

Pour autant, et nous l'avons constaté avec la Covid-19, une sérologie positive ne signifie pas nécessairement que l'on est malade ou protégé. Un test positif au SARS-CoV-2 ne garantit pas que l'on soit immunisé durablement. La quantité d'anticorps présents peut varier d'une personne à l'autre, selon la sévérité de l'atteinte (forme grave, bénigne ou asymptomatique).

Par ailleurs, la sérologie peut nous renseigner sur l'évolution d'une maladie, et dans certaines maladies vérifier l'efficacité de la vaccination ; ce qui n'est aujourd'hui pas le cas s'agissant de la covid.

Sexualité

Pour de nombreuses raisons, la sexualité est un outil avéré de prévention pour une bonne santé.

Elle est une activité physique reconnue (nécessaire mais non suffisante – je précise), et il semble même que certaines positions sexuelles nous permettent de brûler plus de calories que d'autres. On estime respectivement à 70 et à 100 le nombre moyen de calories brûlées par une femme et par un homme au cours de l'acte sexuel. C'est peu, j'en conviens. Mais à chacun et chacune d'augmenter la fréquence!

De plus, l'activité sexuelle stimule à la fois l'ocytocine bien sûr, qui est l'hormone du plaisir, et les endorphines, qui sont les hormones du bien-être. Bref, elle participe indubitablement à notre bonne santé. Concernant les hommes, certaines études tendent à montrer qu'un nombre élevé d'éjaculations par mois participerait à prévenir le cancer de la prostate. Une étude américaine datant de 2016, menée par *l'Urology Care Foundation* auprès de 32 000 hommes pendant 18 ans a montré que les hommes qui éjaculaient (sans distinction entre le rapport sexuel et la masturbation) au moins 21 fois par mois (rien que ça!) avaient un risque de cancer de la prostate 20 % plus faible que d'autres qui n'éjaculaient « que » 4 à 7 fois.

Pour toutes ces raisons, la sexualité est un enjeu de santé publique.

Mais elle l'est aussi, en ce qui concerne les infections sexuellement transmissibles (IST).

À ce jour, on en dénombre une trentaine et, excepté le VIH, elles sont en augmentation. Les plus fréquentes sont la syphilis, la gonorrhée, la chlamydiose, la trichomonase, l'hépatite B, l'herpès génital, le papillomavirus humain et bien sûr le VIH. Leurs symptômes sont en général l'apparition de ganglions au niveau de l'aine, des inflammations ou des lésions des organes génitaux, des écoulements vaginaux ou du pénis, le gonflement du scrotum, des grandes et des petites lèvres du périnée, des douleurs abdominales, de la fièvre. Dans tous ces cas de figure, il faut consulter votre médecin traitant qui pourra, selon l'affection, vous prescrire des examens, vous orienter vers un spécialiste, et en fonction mettre en place un traitement adapté à chacun des diagnostics.

J'attire votre attention sur le fait que la prévention et le dépistage demeurent les meilleurs outils pour se prémunir et pour lutter contre les IST. Le port du préservatif (masculin et féminin) est toujours le moyen de prévention le plus efficace. Par ailleurs, les comportements tels que l'absence de préservatif, la surconsommation de drogues (*chemsex*, contraction de *chemical* et sex notamment – voir le roman *Chems* de Johann Zarca), d'alcool, la méthode dite de retrait (qui consiste à interrompre le rapport sexuel avant l'éjaculation) sont des facteurs de risque d'IST. C'est pourquoi, si une question se pose, si un doute vous assaille ou si des symptômes apparaissent, vous devez obligatoirement aller vous faire dépister ; pour vous-même, et pour votre ou vos partenaires. Sachez également que vous pouvez vous faire vacciner contre l'hépatite B et le papillomavirus. Les deux sont fortement recommandés pour tous les jeunes gens entre 11 et 19 ans, idéalement entre 11 et 15 ans (l'âge moyen du premier rapport sexuel étant de 17 ans).

Attention également aux pratiques « récréatives » : l'introduction et le stationnement de corps étrangers intra-rectaux et intra-vaginaux forment nombre de consultations aux urgences. Soyez donc prudents. Je rappelle que pour les hommes âgés, le Viagra n'est pas une sucrerie ; sa prise ne doit se faire que sur prescription médicale. Des cas d'accidents cardiaques sont régulièrement reportés. Enfin, oui, la rupture du frein du prépuce ou la fracture du pénis existent. Mais le *penis captivus* (le pénis coincé dans le vagin) est une légende urbaine.

Comme le chantait Dani en 1974 dans la chanson *La vie à 25 ans*, « ne y'a pas d'mal à s'faire du bien ». C'est vrai, mais n'oubliez pas : sortez couverts !

Soigner

Nous en parlons beaucoup tout au long de cet ouvrage, mais soigner est un verbe dont la signification est multiple. Pour moi, il est l'un des plus beaux que je connaisse car son existence et son emploi ne dépendent que de la relation entre le soignant et le soigné. Une relation consciente, de confiance, et équilibrée. C'est une nécessité pour le médecin que je suis et c'est une demande évidente pour les patients que vous êtes.

Je sais qu'à l'heure d'une médecine de plus en plus technique, technologique et protocolisée, la clinique et son corollaire la relation humaine, sont sous-estimées, méprisées, délaissées. Une enquête Ipsos datant de 2018 portant sur les services d'urgence a fait apparaître que pour 49 % et 64 % d'entre vous la qualité d'écoute et la qualité d'accueil se dégradent. Dans le même temps, le baromètre de confiance demeure pourtant très élevé pour les infirmiers, infirmières, généralistes, spécialistes et pharmaciens. Mais confiance n'est pas synonyme de qualité. Et qu'en est-il aujourd'hui après la crise que nous avons connue ?

Une fois de plus, celle-ci a fait apparaître au grand jour que pour être soigné, il faut des soignants, des structures adaptées, du matériel, des lits. Soigner est une vocation bien sûr, mais c'est aussi un métier qui doit s'exercer dans les meilleures conditions ; pour les soignants comme pour les soignés. Fin 2020, sur les 2 983 établissements hospitaliers (hôpitaux et cliniques) français, 386 835 lits étaient comptabilisés contre 392 603 un an avant, soit 5 758 de moins selon la DREES ; le virage dit ambulatoire et la volonté de gérer en flux tendu comptant énormément dans cette baisse générale du nombre de lits. Tous secteurs confondus, on compte aujourd'hui 354 000 infirmiers et infirmières, et 287 000 aides-soignants et aides-soignantes, mais l'on estime à environ 10 % le nombre de postes vacants. Comme je vous le disais également lorsque nous parlions du médecin traitant, le nombre global de médecins augmente (214 200 en 2021 contre 212 600 en 2012), mais celui des généralistes ne cesse de décroître (– 5,6 % entre 2012 et 2021).

Moins de médecins traitants ne permet pas de soigner précocement ; moins d'infirmiers, d'infirmières, d'aides-soignants, d'aides-soignantes ne permet pas d'être pris en charge correctement ; moins de lits ne permet pas de soigner durablement.

En révélant cela, la crise de la Covid-19 pose et impose de repenser la totalité du système de soin en termes structurel, politique, économique, social et humain.

Retrouver le sens du verbe soigner.

Sommeil

Vous le savez : le sommeil c'est la santé. Et parce que nous passons environ un tiers de notre vie assoupi, il est important que ce dernier se déroule dans les meilleures conditions et qu'il soit bénéfique. Le sommeil est fondamental pour nombre de fonctions biologiques et physiologiques relatives à notre santé physique, mentale, psychique, à notre immunité de manière générale.

Globalement, sont distingués trois types de sommeil : lent, profond et paradoxal. Le sommeil fonctionne par cycle, et chaque cycle d'une à deux heures chacun, nous fait passer successivement par des états ou phases de sommeil tantôt lents (endormissement, sommeil léger, sommeil profond) et tantôt paradoxaux (la phase propice aux rêves intenses). Considéré sur une période de 8 heures, le sommeil dit lent profond est celui qui intervient dans les trois premières heures et il est souvent entrecoupé de temps paradoxaux ; les cinq dernières font se côtoyer des périodes de sommeil paradoxal, des phases de sommeil lent léger et quelque temps d'éveil.

De la même manière qu'il varie au cours d'une nuit, le sommeil n'est pas le même selon l'âge que nous avons. Caractérisé comme lent, profond et paradoxal pendant nos jeunes années, il est plus léger et moins propice aux rêves à mesure que nous vieillissons. De plus, même si sa qualité et sa quantité varient en fonction de chacun, le mode de vie, l'alimentation, la pratique d'une activité physique, l'environnement influent directement sur notre capacité à bien dormir. En France, selon l'INSERM, 1 Français sur 3 est concerné par des troubles du sommeil et 16 % souffrent d'insomnies chroniques caractérisées par une difficulté à s'endormir, des réveils nocturnes fréquents ou la sensation de fatigue dans la journée. Et, comme je le dis souvent tout au long de ce livre, un mauvais sommeil augmente le risque de maladies cardiovasculaires, de cancers, d'hypertension, de dépression, d'obésité et de diabète de type 2 ; lesquelles sont aussi avec d'autres (consommation tardive d'écrans, de sport, hygiène de vie) la cause d'un mauvais sommeil. Également, le dérèglement de notre horloge biologique dû par exemple au *jet-lag*, aux rythmes de travail décalés ou là encore à une mauvaise hygiène de vie peut être responsable de nombreux troubles.

Par ailleurs sont observés des phénomènes d'autres troubles du sommeil tels que l'hypersomnie (besoin irrépressible de dormir touchant 5 % de la population adulte) ou les parasomnies (somnambulisme, bruxisme – grincement des dents –, somniloquie – paroles nocturnes) dont les causes pour ces dernières seraient imputables au stress, à la prise de médicaments ou à des maladies neurodégénératives.

Les troubles du sommeil se soignent. Recourir à une thérapie médicamenteuse (somnifères entre autres) ne peut constituer une solution durable. Aussi, des thérapies de relaxation, couplées à l'observance de certains comportements et habitudes (réserver sa chambre pour le sommeil, ne pas pratiquer d'activités stimulantes avant de dormir, couper les écrans, maintenir une régularité des heures de coucher) ont des conséquences bénéfiques sur votre sommeil.

Alors vous allez me dire : très bien docteur, mais quelle est la durée idéale de sommeil ?

Et je vous répondrais : ça dépend !

Cela dépend bien évidemment de chacun, mais on estime qu'une durée comprise entre 7 et 9 heures pour un adulte (18-64 ans) est bonne. Mais dans tous les cas de figure, que vous soyez « petit dormeur », « dormeur moyen » ou « gros dormeur », ce qui compte est de se lever le matin avec la sensation d'être « en forme » et de ne pas connaître dans la journée ni des moments de fatigue et encore moins des phases de somnolence.

À ce titre, et de manière générale, je veux souligner que sieste et micro-sieste ont des bienfaits à la fois sur votre corps et votre esprit. Les entreprises françaises sont toujours à la traîne sur cette pratique, mais leurs vertus en termes de prévention contre le stress, de concentration et d'efficacité ne sont plus à démontrer. Au Japon d'ailleurs, la sieste est imposée dans certaines entreprises ; et en Chine, elle figure dans la Constitution.

Symptôme

Le symptôme renvoie à toute manifestation d'une affection, d'une maladie ou tout phénomène perçu comme anormal par une personne. Par conséquent, c'est d'abord le patient qui, lors de l'interrogatoire avec son médecin traitant, le ou les décrit ; après quoi, il revient au médecin pendant l'examen de les rechercher et de les identifier en tant que signes objectifs d'une maladie. Ce que l'on nomme signes physiques ou psychosomatiques cliniques, ou paracliniques (radiologie, biologie) ne sont donc pas des symptômes puisqu'ils sont découverts pendant l'examen médical.

Par définition donc le symptôme est subjectif, tandis que le diagnostic fait par le médecin est objectif ; sachant qu'un symptôme ne renvoie pas nécessairement à une maladie donnée. Le symptôme est donc une alerte mais en aucun cas cela signifie un diagnostic. Une fois de plus, attention donc à l'automédication qui peut entraîner de graves conséquences ou qui peut abâtardir la maladie pouvant conduire votre médecin à établir un mauvais diagnostic. Voilà qui est dit.

Une fois diagnostiqué, le symptôme demeure un indicateur à la fois subjectif (patient) et objectif (médecin) de l'évolution de la maladie et de l'efficacité du traitement mis en place, qu'il soit médicamenteux ou naturel.

Lorsque j'étais enfant, ma grand-mère avait l'habitude de dire : un rhume guérit en deux semaines sans traitement et en quinze jours avec ! Une façon de paraphraser la phrase de Voltaire selon laquelle « l'art de la médecine consiste à distraire le malade pendant que la nature le guérit. » Ça n'est évidemment pas vrai pour toutes les maladies, mais cela peut éclairer sur notre perception de certains symptômes et sur l'importance que l'on veut bien leur accorder.

Syndémie

C'est ce mot qui m'a convaincu d'écrire ce livre.

Étymologiquement, celui-ci est formé par le préfixe grec *syn-* signifiant « avec », et *demos* signifiant le peuple. Par extension, une syndémie est donc une maladie qui naît, se développe avec le peuple. Aussi, la Covid-19, plutôt qu'une pandémie, serait une maladie née de l'existence et de l'entrelacement de tant d'autres pathologies caractérisant nos sociétés modernes et développées.

Pour s'en convaincre, il suffit de regarder à nouveau les différents facteurs de risque et comorbidités des patients gravement atteints par le SARS-CoV-2. Obésité, diabète, maladies cardiovasculaires, hypertension, troubles respiratoires, pollution, tabagisme, alcoolisme, que sont-elles, sinon des affections en constante augmentation depuis des décennies ?

Formé par le spécialiste d'anthropologie médicale critique Merrill Singer dans les années quatre-vingt-dix, le mot est réapparu pendant l'été 2020 dans un célèbre éditorial de Richard Horton, rédacteur en chef du *Lancet*. Selon lui, la crise de la Covid-19 opère la synthèse entre deux épidémies : celle du SARS-CoV-2 et un ensemble de maladies chroniques non transmissibles qui s'entremêlent et s'aggravent mutuellement.

Comme je vous l'indiquais lorsque je vous parlais de santé, celle-ci ne dépend pas que de la médecine ; ses déterminants sont aussi environnementaux, sociaux, économiques, politiques. Les charges de travail, le stress accumulé, les niveaux de salaire, les inégalités, la précarité, la pauvreté, la mauvaise alimentation, des environnements dégradés, tout ceci concourt à l'émergence et à l'essor de ces pathologies ; la Covid-19 agissant comme un révélateur de cette syndémie, son processus de développement devenant ainsi biosocial et socioenvironnemental.

Si nous n'agissons pas sur les causes, d'autres crises sanitaires surviendront. Et si l'on ne fait rien, un jour viendra où les gestes barrières, les mesures sanitaires, les politiques de crise et la citoyenneté de chacun ne pourront plus rien.

Système digestif

Ça commence par la bouche et ça finit à l'anus !

Le système digestif est une sacrée organisation entre la bouche, l'œsophage, l'estomac, le foie, le côlon, l'intestin grêle ou encore le rectum. Il est responsable de la transformation et de la dégradation des aliments en protéines, glucides, lipides, et nourrit l'organisme en nutriments grâce au passage de ces derniers dans le sang. On compte six activités principales au système digestif : ingestion, dégradation, propulsion, digestion, absorption, élimination.

Le système digestif contient des milliers de milliards de bactéries formant ainsi la flore intestinale ou microbiote qui participe grandement à notre système immunitaire. Bien équilibré, ce microbiote est constitué de 85 % de bactéries protectrices. Bien entretenu, notre système immunitaire nous protège des agents pathogènes.

95 % de la sérotonine (une hormone du bien-être) que nous fabriquons est sécrétée par notre système digestif, donc par ce que nous mangeons. De quoi, une fois de plus, vous convaincre du fait qu'une bonne alimentation est fondamentale pour votre santé, et pas uniquement pour avoir le sourire. Comme je le répète souvent tout au long de ce livre, beaucoup de maladies générales peuvent être améliorées ou dégradées par l'alimentation. Cette

dernière a un rôle pro ou anti-inflammatoire. Encore une fois, les légumes, les fruits, les protéines végétales, les aliments riches en oméga-3, les herbes, les épices sont de puissants *boosters* d'immunité.

À l'inverse, une mauvaise alimentation agresse et déséquilibre le microbiote et peut par exemple attaquer notre intestin et déboussoler notre système immunitaire. Ce dernier va alors se retourner contre lui-même et peut-être générer des maladies auto-immunes comme la maladie de Crohn, qui peut toucher tout ou partie du système digestif.

Par ailleurs, les maladies et troubles du système digestif sont nombreux et touchent chacun des organes le composant. Si des symptômes tels qu'une diarrhée, une constipation, des brûlures, des saignements, des régurgitations, des vomissements, des maux de tête surviennent et se poursuivent au-delà de 72 heures, consultez votre médecin généraliste.

Nous avons coutume de dire que notre système digestif, avec ses deux cents millions de neurones, est notre deuxième cerveau. Alors de grâce, ne lui faites pas perdre la tête.

Tabac

Ici, là, partout, tout a été dit sur le tabac et pourtant il continue de faire des ravages.

Chaque année en France, 79 000 personnes en meurent dont 45 000 par cancers. Il est la première de cause de mortalité évitable et un facteur de risque majeur de maladies cardiovasculaires (infarctus du myocarde, AVC, hypertension), respiratoires (BPCO, cancer du poumon, infections pulmonaires, infections chroniques de la sphère ORL), cancers des voies aérodigestives supérieures (bouche, gorge, larynx, œsophage), cancer de la vessie. Il augmente les risques de diabète de type 2, de la maladie de Crohn, de la polyarthrite rhumatoïde, et il multiplie les risques de la maladie d'Alzheimer. Bref, c'est un poison qui a également des répercussions chez ceux qui ne fument pas. Le tabagisme passif augmente le risque et la chronicité des bronchites, pneumonies et de l'asthme, notamment chez l'enfant et le nourrisson.

Plus l'on fume, en quantité et dans le temps, et plus les risques sont avérés, mais quel que soit le nombre ou la durée, la mortalité touche aussi ceux qui fument peu.

L'époque où les héros de cinéma fumaient est révolue ; désormais ce sont les *bad guys* et les *bitches* qui fument.

Selon une enquête de Santé Publique France, le pourcentage de fumeurs de 18 à 75 ans a baissé en vingt ans. Ils étaient un peu plus d'1 Français sur 3 en 2000, ils sont un peu plus de 25 % en 2020, hommes et femmes compris. Chez les plus jeunes, ils sont 21 % chez les collégiens à avoir expérimenté le tabac (37 % en classe de 3e et 7,6 % en 6e !) et 53 % chez les lycéens dont 17 % fument quotidiennement selon une étude EnCLASS réalisée par l'Observatoire français de drogues et toxicomanie. Là aussi les chiffres baissent mais sont encore trop élevés.

D'un point de vue général, cela demeure préoccupant et place d'ailleurs la France dans le premier tiers des pays fumeurs dans le monde. La consommation de tabac est aujourd'hui stable en France, mais elle ne baisse plus.

Les modes de vie, le stress (professionnel, social, économique), mais également la crise de la Covid-19 ont montré un rebond évident depuis 2019 en touchant notamment les populations les plus fragiles tels que les chômeurs, les non-diplômés. Encore une fois, nous ne sommes pas tous égaux devant la maladie. Et comme le déclare Santé Publique France, « un des enjeux est de réinstaller une tendance à la baisse, et de renforcer encore la lutte auprès des populations les plus vulnérables face au tabagisme, les inégalités sociales étant très marquées ».

Le tabagisme est une dépendance à la fois psychologique, physique et comportementale. Pour arrêter de fumer, il est tout d'abord nécessaire de briser cette dépendance. De nombreuses solutions existent tels que les substituts nicotiniques (sur prescription médicale), le coaching, les thérapies comportementales et cognitives ou encore bien sûr, la consultation d'un tabacologue ou d'un addictologue sur prescription de votre médecin traitant. Dans tous les cas, il est nécessaire d'en parler et de vous adresser à des professionnels de santé qui pourront vous aider et vous orienter. N'hésitez pas à consulter le site *tabac-info-service.fr* qui peut constituer une première étape importante sur le chemin de l'arrêt définitif du tabac.

Téléconsultation

Il convient d'opérer une distinction entre téléconsultation, télémédecine et télé-expertise.

La télémédecine est le terme générique regroupant la téléassistance, la télésurveillance, la régulation médicale, et la télé-expertise et la téléconsultation.

La télé-expertise a pour objet de permettre à un professionnel de santé de consulter un avis d'un ou plusieurs autres professionnels sur un sujet précis.

La téléconsultation permet à un patient de consulter à distance un professionnel de santé. De la même manière qu'une consultation traditionnelle, elle doit répondre aux mêmes exigences en termes de déontologie et de qualité de communication. Cependant, pour le médecin, elle nécessite de se former aux différentes technologies inhérentes à la communication digitale (logiciel, caméra, hébergeur agréé, messagerie sécurisée, stockage, partage et transmissions des données) et à l'examen clinique à distance. En cas de situation de communication dégradée, le professionnel de santé doit prévoir des modalités technologiques promptes à réaliser la téléconsultation.

Elle n'est pas ouverte aux patients de moins de 16 ans et elle ne concerne pas certaines spécialités pour lesquelles l'accès direct est requis telles que la gynécologie, l'ophtalmologie, la stomatologie, la pédiatrie, la psychiatrie, la neuropsychiatrie, la chirurgie orale ou maxillo-faciale. Enfin, pour les patients qui ne disposeraient pas de médecin traitant ou en cas d'absence de ce dernier, la téléconsultation est assurée dans le cadre d'une organisation territoriale au sein de laquelle le médecin téléconsultant n'est pas nécessairement connu du patient.

La téléconsultation est donc obligatoirement réalisée par vidéotransmission, et dans des conditions d'équipement, d'accompagnement et d'organisation adaptées aux situations cliniques des patients permettant de garantir la réalisation d'une consultation de qualité.

Sans surprise, en 2020 la téléconsultation a connu une croissance jamais vue auparavant.

Elle constituait 11 % de l'ensemble des consultations, contre un peu plus d'1 % en 2019, et ce sont les consultations des médecins généralistes qui sont les plus représentées avec 70 % de la totalité des téléconsultations.

Cependant, je veux rappeler ici que, pour des raisons évidentes, la téléconsultation ne remplace pas la consultation clinique traditionnelle. Elle est un complément qui s'intègre au parcours de soins.

Télétravail

À n'en pas douter, le télétravail est en train de s'imposer comme une norme. C'est le sens de l'histoire, mais sous certaines conditions.

En 2017, 3 % des salariés déclaraient pratiquer le télétravail ; 45 % le pratiquaient 1 jour par semaine, 26 % 2 jours par semaine et 29 % 3 jours par semaine. D'après les derniers chiffres dont nous disposons, en décembre 2020 le nombre de jours travaillés étaient en moyenne de 3,6 toutes catégories confondues. Aujourd'hui 86 % des télétravailleurs en sont satisfaits.

Si sur l'ensemble des entreprises, la tendance est plutôt à ne pas se prononcer (50 %) ou à avoir un avis défavorable (20 %) sur le télétravail, 10 % des entreprises seulement le plébiscite, je doute que cela soit pour des raisons médicales !

Comme souvent, la vérité se situe dans une approche raisonnée et raisonnable du télétravail. Car le télétravail ne s'improvise pas. S'il n'est pas encadré et organisé, il peut avoir des conséquences diverses aussi bien en termes de santé mentale (26 % déclarent que le travail a eu un impact sur leur santé psychologique, et 17 % se déclarent en détresse psychologique élevée), de santé physique (troubles des muscles, des tendons et des nerfs, surpoids, surexposition aux écrans, troubles du sommeil…) et sur l'équilibre de votre vie personnelle, intime et familiale.

Les risques potentiels ont été clairement évalués au cours des 2 années écoulées. Il est important d'en avoir pleinement conscience et, si le télétravail est possible, d'agir en prévention.

Ainsi, installez-vous dans un espace dédié (cela évitera les disputes répétées avec votre conjoint ou votre conjointe notamment), aménagez-le de façon durable et pensez à l'ergonomie de votre poste de travail, fixez-vous des horaires, prenez des pauses, organisez votre emploi du temps et restez en contact avec vos collègues de travail.

À l'opposé ses bienfaits sont reconnus s'agissant de la hausse de la motivation, de la réduction du stress, de l'augmentation de la productivité, de l'autonomie et d'un meilleur équilibre entre vie personnelle et professionnelle.

Quoi qu'il en soit, la réussite du travail n'est possible qu'à la condition qu'il soit voulu et instauré et par le travailleur et par l'entreprise. Celle-ci doit aussi prendre sa part de responsabilité à la fois sociale, médicale, matérielle et économique dans l'établissement durable du télétravail.

Testicules

Savez-vous pourquoi les testicules sont situés à l'extérieur du corps ? Eh bien parce qu'ils n'aiment pas le trop-plein de chaleur. Aussi, gare au caleçon et autre slip trop serré qui peut être un facteur d'infertilité !

Les testicules font partie des organes de reproduction de l'homme, ils sont contenus dans le scrotum, à la racine du pénis, fabriquent des spermatozoïdes et produisent des hormones sexuelles masculines telle que la testostérone. Dans la majorité des cas, le testicule gauche est plus bas que le droit.

Ils sont fragiles et leur protection est assurée par une couche épaisse appelée albuginée ainsi que de deux feuillets appelés la vaginale. Il faut donc en prendre soin et les palper régulièrement comme je vous le disais à propos des seins pour les femmes.

Car des pathologies plus ou moins malignes peuvent survenir, et il est important de les prévenir ou de les déceler tôt.

Le gonflement de l'un ou des deux testicules est le symptôme le plus courant et il peut être provoqué par différentes affections tels qu'un traumatisme, un kyste, une torsion testiculaire, une hernie inguinale (causée par une petite partie de l'intestin qui migre vers le scrotum), la dilatation d'une veine. En cas de gonflement, c'est votre médecin traitant qui doit vous examiner, puis en fonction du cas et de la sévérité, vous orienter vers un urologue.

Dans les cas les plus graves, le cancer des testicules n'est pas un mythe. Bien qu'encore tabou, il touche 1 500 hommes par an, généralement avant 40 ans. Dépisté suffisamment tôt, le traitement (chirurgie, chimiothérapie ou radiothérapie selon la gravité) est efficace à plus de 95 %.

Pour les jeunes parents de petits garçons, sachez que les testicules doivent descendre depuis l'abdomen jusqu'au scrotum, à la naissance dans le meilleur des cas, ou avant 1 an. Si ce n'est pas le cas, une opération chirurgicale doit être envisagée, car cela peut compromettre la future fertilité de nourrisson. Cette anomalie, appelée cryptorchidie, s'observe notamment chez les enfants prématurés et concerne aujourd'hui 3 % des nouveau-nés.

Enfin, une bonne fois pour toutes, testicule est un nom masculin !

Test PCR

Le test PCR existe depuis 1983. Inventé par le biochimiste Karry Mullis, il est une technique d'amplification de l'ADN. L'acronyme signifie *Polymerase Chain Reaction*, réaction de polymérisation en chaîne, et il est une réaction enzymatique (la polymérase est un enzyme) permettant d'amplifier une grande quantité de fragment ADN.

Il n'est donc pas nouveau et est utilisé pour diagnostiquer des infections virales (VIH, hépatite), bactériennes (tuberculose), parasitaires (toxoplasmose), des cancers ou des maladies génétiques (mucoviscidose, myopathie). On l'utilise également dans d'autres domaines tels que la médecine légale pour les prélèvements d'ADN, en archéologie (étude des fossiles) ou en agriculture pour la qualité des cultures, notamment pour trouver trace d'éventuels OGM.

Contrairement au test antigénique, qui permet de détecter la présence du virus, le test PCR est, du fait de la technologie employée, beaucoup plus sensible en termes quantitatifs s'agissant de l'ARN viral. Également, il est différent du test sérologique, lequel n'indique pas si le virus est présent dans l'organisme au moment du prélèvement, mais si l'organisme a été en contact avec le virus. Le PCR mesure des cycles appelés Ct pour *Cycle threshold* : en dessous de 10, la quantité d'ARN viral est importante, entre 10 et 25 l'ARN viral du SARS-CoV-2 est patente, supérieure à 25, la présence d'ARN viral du SARS-CoV-2 est en faible quantité.

Le test PCR permet donc de déterminer si l'on est porteur d'un virus et d'en donner sa quantité.

Pour autant, la Covid-19 fait figure aujourd'hui d'exception, car c'est un test que l'on ne pratique jamais ou dans de très rares cas pour les autres virus. Imaginez un instant que l'on teste la grippe chaque année. Nous n'en sortirions jamais car, d'une certaine manière, étant tous plus ou moins positifs, nous serions confinés depuis 1983 !

Pourtant c'est exactement ce que nous avons fait avec le SARS-CoV-2 ; nous avons décidé de suivre une « épidémie » de tests PCR positifs à un instant T, plutôt que s'intéresser à celles et ceux qui étaient malades. Nous sommes passés en quelques mois d'une vague de patients malades à un tsunami de personnes PCRisées positives et covidtrackerisées. Une épidémie de courbes de cas positifs extrêmement coûteuse pour financer 820 000 PCR et tests antigéniques quotidiens. Un pognon de dingue et une course perdue d'avance pour le *contact-tracing*. Quelle aberration !

Je le répète encore et encore : l'objectif aurait dû être de repérer les malades et les super-contaminateurs, d'isoler ces derniers et de soigner correctement les premiers. Et pas de généraliser l'anxiété avec des avalanches de tests positifs qui médicalement ne signifient rien.

Récemment, le groupe de biologie médicale Inovie vient de mettre au point un test PCR dit multiplex capable de détecter dix infections respiratoires à partir d'un seul test réalisé.

Température

Parler de température ne signifie pas nécessairement vous parler de la fièvre ; d'ailleurs, nous avons toutes et tous une température, et pas de fièvre.

L'homme est un être homéostasique et homéotherme, c'est-à-dire que non seulement notre organisme a une propension naturelle à équilibrer les différentes constantes physiologiques à des degrés qui ne s'écartent pas de la normale, mais en plus notre température moyenne est indépendante du milieu ambiant dans lequel nous évoluons. Notre chaleur corporelle est générée par notre métabolisme, elle est donc différente selon chacun, et varie en permanence en fonction de nos cycles hormonaux. Sa régulation est assurée par l'hypothalamus.

Une bonne température se situe autour de 37 °C (entre 36,5 et 37,5 selon les rythmes). Par contre, il est convenable de dire qu'une fièvre commence au-delà de 38 °C. La fièvre se mesure de manière buccale, anale, axillaire (sous l'aisselle) ou tympanique selon le thermomètre choisi.

Elle est un symptôme, un signal d'alerte lié à des infections virales, bactériennes, parasitaires, des maladies ou à des pathologies non infectieuses telle que la thrombose veineuse par exemple. Aussi, il faut respecter la fièvre. Elle peut être isolée, aiguë lorsqu'elle dépasse 5 jours ou prolongée si elle se poursuit au-delà. En agissant sur le système immunitaire, elle traduit une défense de l'organisme contre une attaque. Les épisodes de canicule ou de fortes chaleurs par exemple peuvent entraîner une fièvre chez les personnes de plus de 65 ans, les handicapés, les personnes dépendantes, les femmes enceintes ou encore les enfants. Dans ce cas, il est important de bien suivre les différentes recommandations comme boire régulièrement de l'eau, ne pas boire d'alcool ou de boissons sucrées, porter des vêtements légers, ne pas s'exposer au soleil ou de ne pas prendre de bain froid.

Chez l'enfant, en cas de fièvre souvent forte, des crises dites de convulsion fébrile peuvent survenir. Ces dernières se manifestent par des mouvements brusques, des spasmes parcourant tout le corps, des instants d'absence ou d'inconscience et quelques fois des yeux révulsés. Elles se produisent pendant 1 à 5 minutes et sont très spectaculaires. Pour autant, ne vous inquiétez pas. Elles sont le plus souvent bénignes. Prenez les précautions nécessaires afin que l'enfant ne se blesse pas durant la crise, notez la durée et prenez rendez-vous chez votre médecin afin qu'il puisse en trouver les causes (rhinopharyngite, otite, bronchite, bronchiolite…).

Thyroïde

La thyroïde est une glande de cinq centimètres située à la base du cou. Sa mission est de fabriquer des hormones qui agissent sur toutes les fonctions de l'organisme et de réguler le métabolisme des cellules de notre corps. Ces hormones sont fabriquées à partir de l'iode que la thyroïde capte dans notre alimentation. Lorsqu'elle en produit trop, on parle d'hyperthyroïdie, en moindre quantité, il s'agit d'hypothyroïdie ; la première fait augmenter la température tandis que la seconde la fait baisser. Et on la dépiste en mesurant le taux de l'hormone TSH.

Dans les deux cas, cela a des conséquences sur notre métabolisme et des symptômes ubiquitaires, se développant donc dans différentes régions de l'organisme.

Les causes de l'hypothyroïdie peuvent être congénitales, une carence en iode, la maladie auto-immune d'Hashimoto, le *post-partum* dont la thyroïde est touchée dans 8 à 10 % des femmes venant d'accoucher ou encore certaines infections. Les symptômes sont nombreux et on retiendra la frilosité excessive, la fatigue, le manque d'énergie, la prise de poids, un taux élevé de cholestérol, la constipation, un rythme cardiaque ralenti ou apparition d'un goitre. Chez l'enfant, une petite taille remarquable, la jaunisse de plus de 8 jours, la constipation, la langue épaisse ou encore l'élargissement de la fontanelle et des difficultés de motricité notables font partie des symptômes qui doivent alerter les parents. L'hypothyroïdie touche généralement les femmes venant d'accoucher, celles de plus de 50 ans ou pour lesquelles il existe des antécédents familiaux. Le tabagisme pendant la grossesse, l'excès d'iode constituent des facteurs de risque notoires. Il faut donc la dépister afin de la soigner, sachant que l'hyperthyroïdie est une maladie dont on ne guérit pas. On la contrôle en adoptant une alimentation sans excès de sel et également par traitement médicamenteux à base d'hormones de remplacement.

L'hyperthyroïdie quant à elle est causée dans 90 % des cas par la maladie dite de Basedow. Elle fait partie des maladies auto-immunes dans laquelle les anticorps stimulent trop la thyroïde. Elle entraîne une accélération du métabolisme, et non traitée, elle peut avoir pour conséquence une crise thyréotoxique qui porte à leur paroxysme tous les symptômes. Ces derniers sont aussi en nombre : rythme cardiaque élevé, transpiration excessive, difficulté à s'endormir, selles fréquentes, perte de poids, faiblesse musculaire ou apparition d'un goitre. Là encore, les femmes sont plus à risque et il est malheureusement difficile voire impossible de prévenir l'hyperthyroïdie. Une bonne alimentation avec un apport de calcium, sans trop de sel ou de café, et la pratique d'une activité physique régulière forment évidemment une base solide. Des traitements médicamenteux existent, notamment à l'iode radioactif. Pour les femmes qui souhaitent avoir un enfant, il est recommandé d'attendre entre 6 et 12 mois après avoir été traitée à l'iode.

Enfin, la chirurgie peut être envisagée avec l'ablation de la thyroïde, mais cela demeure très rare.

Dans les deux cas, lorsqu'un traitement est mis en place, il est fondamental que celui-ci soit toujours pris à la même heure, car la moindre variation peut entraîner des conséquences néfastes.

Traitement

Voilà une évidence : le meilleur traitement est toujours celui qui est le mieux adapté au patient.

Un traitement est un ensemble de méthodes et de solutions pour lutter contre une maladie et essayer de la guérir. Il peut être médicamenteux, chirurgical, médicotechnique (radioscopie), d'observance ou naturel. Ils sont étiologiques (ils traitent la cause) ou symptomatique (les manifestations).

Quatre types de traitement sont à distinguer : préventif, symptomatique, curatif et palliatif.

Le but du préventif, comme vous le savez, est d'empêcher l'apparition de la maladie en agissant sur les facteurs de risque, leurs conséquences ou par vaccination. Le curatif consiste à soigner. Le palliatif intervient en général dans le cadre de maladies graves, longues comme les cancers. La plupart du temps, il est mis en place lorsque l'on sait que le décès va intervenir, aussi son but est de permettre au malade de vivre dans les meilleures conditions possibles sa fin de vie. Enfin, le traitement symptomatique s'attaque, comme son nom l'indique, aux symptômes d'une infection ou d'une maladie, sans pour autant en définir la ou les causes. Lorsque j'ai des maux de tête, par exemple, je peux prendre du paracétamol.

Également, il faut distinguer le traitement de crise, qui intervient à un instant donné, et le traitement de fond d'une maladie. Comme je vous le disais par ailleurs lorsque nous parlions des poumons, l'asthme peut se traiter en cas de crise aiguë avec de la Ventoline, mais ce même traitement doit être observé de façon régulière, pour soigner profondément l'asthme et donc éviter que des crises aiguës surviennent. Le *continuum* est nécessaire entre la dimension préventive et curative pour que soit constaté un meilleur état de santé. Il en va de même pour les traitements antibiotiques qui doivent aussi être observés jusqu'à leur terme, quand bien même les symptômes auraient disparu.

Pour qu'il soit efficace, le traitement doit être scrupuleusement suivi, et malheureusement nous constatons chaque année que beaucoup ne le sont pas. Autrement dit, il y a un écart patent entre ce qui est prescrit et ce qui est suivi, et cela conduit à un gaspillage colossal estimé à plus d'1 milliard d'euros par an pour les médicaments. Bien sûr, dans le « meilleur » des cas, je n'ignore rien de la boîte de Doliprane achetée, puis remisée et enfin oubliée, entraînant l'achat d'une nouvelle qui sera elle-même abandonnée avant d'en acheter une troisième qui, au moment de la ranger, nous fera remettre la main sur la première quasi pleine mais désormais périmée. Dans le pire, ce sont des traitements qui sont arrêtés ou tout simplement pas suivis. Et cela, en plus d'être un enjeu pour le patient, l'est également pour toute la société.

Ultra-crépidarianisme

Je me demande s'il ne s'agit pas là d'une nouvelle maladie ; et si c'est le cas, jamais on n'a vu une épidémie faisant autant de ravages dans le monde entier. Oui, l'ultra-crépidarianisme est une pandémie, et son corollaire, l'effet Dunning-Kruger.

L'ultra-crépidarianisme est l'art de parler et d'argumenter sur un sujet qu'on ne connaît pas. Et inutile de dire que depuis 2 ans, cet art est significativement pratiqué, avec plus ou moins de talent, et parfois même par les plus mauvais – et c'est là qu'intervient l'effet Dunning-Kruger. Ainsi des « je ne suis pas médecin mais... », « je suis nul en cuisine mais... », « je ne suis pas Didier Deschamps mais... », « je comprends rien en économie mais... », « j'ai pas d'enfant mais... », et l'on pourrait dérouler comme ça tous les sujets.

Le mot a été formé étymologiquement à partir d'une locution latine : *Sutor, ne supra crepidam*, signifiant littéralement « Cordonnier, pas plus haut que la chaussure ». Autrement dit : « À chacun son métier ! » Attention, cela ne veut pas dire que seuls ceux qui savent ont le droit de s'exprimer. Cependant, qu'un individu assène des vérités sur un ou des sujets sur lesquels il n'a pas de compétences est le symptôme évident de l'ultracrépidarianisme.

Inversement, ce n'est pas non plus parce que l'on maîtrise un sujet que l'on tient toujours des propos pertinents. La figure de rhétorique qui consiste à utiliser l'argument d'autorité pour imposer sa vérité est tout aussi contestable parce qu'elle ne repose que sur la position sociale de l'individu qui l'exprime, et non sur ce qu'elle développe. Alors, « je suis médecin donc... » ; vous me voyez venir ? La plupart des médias ont (et continuent sur ce sujet comme tant d'autres) été un facteur déclenchant de l'épidémie d'ultracrépidarianisme, en invitant et en faisant s'exprimer des médecins sur des spécialités qui n'étaient pas les leurs. Donc le réanimateur nous parle épidémiologie, l'épidémiologiste fait de l'infectiologie et l'infectiologue débat cardiologie... avec une rhumatologue.

Traiter l'ultracrépidarianisme nécessite beaucoup de temps. Mon conseil médical : 3 injections matin, midi et soir d'humilité. Ce traitement se prend pendant toute la vie. Rechute interdite !

Urgences

Le métier d'urgentiste consiste d'abord à opérer un tri entre ce qui est grave et ce qui ne l'est pas. Je sais que la notion de tri peut heurter, mais c'est pourtant la réalité à laquelle nous sommes confrontés chaque année face aux 21 millions de personnes qui se rendent aux urgences. Chaque jour, chaque nuit, nous n'avons de cesse de chercher une aiguille dans une botte de foin ; de déterminer l'urgence qui est vitale, celle qui demande des soins, une autre qui réclame des besoins non programmés et celle, dirons-nous, qui peut attendre. C'est une distinction que nous faisons entre l'urgence absolue et l'urgence relative, celle qui est réelle et celle qui est seulement ressentie.

Mais aujourd'hui les urgences sont au bord de l'explosion.

Non pas à cause des patients, mais parce que le système de santé est totalement désorganisé. Jamais je ne dirai à un patient qu'il est venu pour rien. Contrairement à ce que prétend la Cour des comptes, ce n'est pas parce qu'un patient sort des urgences avec rien que rien n'a été fait. Ce n'est pas parce qu'un patient sur dix reste hospitalisé ou en service porte, que les neuf autres auraient mieux fait de ne pas venir. Car des examens sont réalisés et parfois, souvent, cela nous permet de découvrir des pathologies ou de mettre en garde et faire ce que nous devons, c'est-à-dire de la prévention ; et tant mieux si dans de nombreux cas, des patients sortent rassurés ! Combien de fois a-t-on entendu pendant cette crise de la Covid-19 qu'il ne fallait pas aller aux urgences ? Et quel a été le résultat ? Des morts.

Pour autant, le système de santé doit être réformé en profondeur afin de désengorger les urgences et les maintenir. Le médecin généraliste, malgré toute sa volonté, ne peut pas faire tout. Il est donc fondamental de créer un réseau de professionnels de santé facilitant l'accès aux soins, tout le temps et sur tout le territoire.

Le système, tel qu'il est aujourd'hui fait, est trop concentré avec d'immenses établissements de soin, et de plus il multiplie les guichets d'urgence avec les médecins généralistes, les centres de santé, SOS Médecins, le SAMU, les pompiers, les urgences hospitalières et le SAS – le service d'accès aux soins –, qui débute cette année. Le problème n'est évidemment pas leur existence, mais bien leurs attributions. De fait, il y a trop de numéros d'urgence, trop de budgets différents, notamment entre ceux que l'on nomme les Blancs (les personnels médicaux), qui dépendent du ministère de la Santé, et les Rouges (les pompiers), qui dépendent du ministère de l'Intérieur. Par ailleurs, la mise en place du SAS dont le but est de répondre aux soins vitaux, urgents et non programmés devrait permettre par exemple de travailler en amont et de désengorger les urgences. Mais garantira-t-il un égal accès aux soins sur tout le territoire et pour toutes les pathologies ? Également, le SAMU devrait récupérer les urgences médicales, tandis que les pompiers s'occuperaient des autres types d'urgence. Mais qui détermine et caractérise ce qui est urgent et ce qui l'est moins ou pas ?

Dans un monde idéal, trois niveaux permettraient de retrouver une gradation nécessaire dans le parcours de soins. Au premier niveau, l'on trouverait la médecine de premier recours dont le médecin généraliste est le parfait exemple. Au niveau 2, l'hôpital de proximité avec les services d'urgence. Et au troisième, le centre hospitalier de référence tels que les CHU pour des pathologies spécialisées. 80 % des pathologies correspondent au niveau 1 et 2, et pourtant, je le répète, nous continuons de construire des établissements de plus en plus grands concentrant tout et très onéreux.

Je n'ignore pas qu'il y a des seuils de rentabilité en deçà desquels il est nécessaire de fermer, mais il y a des plafonds qu'il ne faut jamais dépasser, car cela devient dangereux, pour les patients et pour les équipes. Il est donc nécessaire d'établir des plafonds de saturation afin que nous puissions soigner correctement les patients. N'est-ce pas là l'un des enjeux essentiels de la médecine ?

Les méga services d'urgences sont devenus des usines à malades et à soignants, pour ne pas dire des broyeuses pour les deux ! Il est urgent de revenir à un modèle d'humanité et proximité réclamé par tous.

Urine

Tout comme les selles, l'urine peut et doit s'observer quotidiennement. L'urine est un reflet du fonctionnement de l'organisme et sa couleur ou son apparence vous renseignent sur votre état de santé.

Nous produisons 1 à 2 litres d'urine par jour. Elle est principalement composée d'eau, mais également de l'urée, d'acides aminés, de vitamines et d'acide urique. Sa fabrication est simple : elle est du sang filtré par les glomérules situés dans le rein ; ce filtre fait le tri entre ce qui doit aller dans l'organisme et ce qui doit être rejeté. Son rôle est d'éliminer les déchets provenant de l'alimentation et de traitements médicamenteux.

Une urine trop foncée indique souvent des troubles digestifs, une hyperthyroïdie ou un problème rénal. Du sang présent dans les urines se nomme hématurie et cela signifie la plupart du temps une infection des reins ou des voies urinaires. Uriner trop fréquemment peut révéler une cystite ou une infection des reins. L'urine trouble indique souvent une infection. Mousseuse, elle renvoie à un problème des glomérules qui ne filtrent plus et dans ce cas, cela peut engendrer une insuffisance rénale. Enfin, si elle est fortement odorante ou trop claire, pas d'inquiétude, vous avez certainement mangé trop d'asperges ou bu trop d'eau.

Dans tous les cas, à l'exception des deux derniers, et en fonction de la gravité, vous devrez réaliser un test avec prélèvement d'urine (Examen cytobactériologique des urines) ou avec bandelette urinaire (en particulier pour les urines troubles). Ces examens de dépistage permettront de rechercher les germes infectieux présents dans les urines, mais aussi de mesurer ou de détecter les protéines, le glucose, le corps cétonique, le Ph, la densité urinaire, les hématies, les leucocytes, les nitrites, l'acide ascorbique, la bilirubine et l'urobilinogène. En fonction des résultats, des infections, des maladies rénales, du foie, métaboliques, le diabète ou encore l'hypertension.

De plus, j'attire votre attention sur le fait que la cystite est l'infection urinaire la plus répandue. Pour la prévenir, pensez à boire régulièrement, urinez dès que vous devez, n'utilisez pas de produits d'hygiène intime parfumée, ne vous lavez pas avec du bain moussant et ne prenez pas de douches vaginales.

Deux derniers conseils en prévention, mais aussi de manière générale : lorsque vous vous essuyez avant de quitter la selle, procédez toujours d'avant en arrière. Enfin, pensez bien à uriner après une relation sexuelle ; vous vous débarrasserez des mauvaises bactéries et éviterez, notamment, les cystites.

Vaccin

Vous le savez, le vaccin ne date pas d'hier.

Dès l'Antiquité, était observé le fait que certaines personnes ayant contracté une première fois une maladie infectieuse ne le faisaient pas une seconde fois. Puis, au Moyen Âge, les Chinois, essayant de protéger les enfants de la variole, leur inoculaient du pus issu des pustules des malades. Mais c'est à la fin du XVIIIe siècle que le médecin anglais Edward Jenner constata qu'une maladie bénigne des vaches, la vaccine, proche de la variole, touche les trayeuses des vaches mais les protège de la variole. Il transmit alors la vaccine à un petit garçon puis lui inocula la variole, et le résultat confirma son intuition : l'enfant ne développa pas la maladie. Le principe de vaccination était né.

Moins d'un siècle plus tard, Louis Pasteur, comprenant que les maladies contagieuses sont dues à des microbes et que la vaccine serait une forme atténuée de la variole, imagine le même processus pour d'autres maladies : injecter des formes atténuées d'autres microbes pour protéger contre les maladies qu'ils provoquent. La vaccination continue de se développer. Mais c'est au cours de ces recherches sur la rage qu'elle va connaître un envol historique. Alors qu'il réussit à isoler, à atténuer le virus et à vacciner contre la rage, il comprend que le virus utilisé n'est pas atténué, mais détruit ; cela signifiant donc que malgré la mort de l'agent pathogène, il subsiste une substance capable d'immuniser. La vaccination peut donc être effectuée à partir de formes atténuées de microbes ou de microbes tués. Dans le même temps, les médecins Émile Roux et Alexandre Yersin découvrent et isolent une toxine responsable de la diphtérie. Et moins de deux ans plus tard, Emil Behring, un médecin danois, détermine qu'il en est de même avec le tétanos. En injectant les deux toxines atténuées à des animaux, ces derniers sont non seulement protégés contre la bactérie mais en plus leur sang développe ce que l'on nommera des anticorps.

L'histoire de la vaccination va continuer de se développer tout au long du XXe siècle avec notamment le vaccin contre la grippe, contre l'hépatite B à partir des antigènes du virus, puis par technologie ADN comme celui contre les méningites et aujourd'hui ceux par technologie ARN.

Le principe vaccinal est donc simple : une forme atténuée ou inactivée d'un microbe nous est administrée. Notre système immunitaire réagit, la combat et produit des anticorps. Lorsque nous nous retrouvons exposés à ce même microbe dans sa forme active, notre système immunitaire le reconnaît et l'élimine. Les vaccins à ARN messager, comme ceux de Pfizer-BioNTech et Moderna, consistent à injecter dans l'organisme non pas le virus mais des molécules d'ARN messager, fabriquées en laboratoire. Cet ARN, encapsulé dans des particules de lipides, sans adjuvant chimique, ordonne aux cellules au niveau du site d'injection (principalement les cellules musculaires et les cellules du système immunitaire) de fabriquer une protéine spécifique du virus responsable de la Covid-19, ce qui active une réponse immunitaire.

Tout au long du XXᵉ siècle, la vaccination obligatoire a permis d'éradiquer ou de diminuer considérablement certaines maladies. À titre d'exemple, on comptait plus de 600 000 cas de rougeoles en France avant 1983, ils sont en moyenne 2 500 aujourd'hui. Avant 1993, un type de méningite particulièrement répandu touchait 350 enfants en moyenne par an, ils sont moins de 5 aujourd'hui. Dans le monde, chaque année, ce sont 2 millions de vies sauvées grâce à la vaccination. Pourtant, malgré les campagnes et les bénéfices avérés de la vaccination, l'on constate un rebond de la rougeole en Europe de l'Ouest, ou encore de la coqueluche aux États-Unis depuis 10 ans. Et la petite musique de défiance qui n'était jouée que par quelques personnages sectaires ici et là est devenue depuis quelques années une assourdissante cacophonie ; la crise de la Covid-19 l'ayant portée à un point incandescent, au début du moins. En France, selon Santé publique France, la vaccination ne bénéficie plus d'une adhésion universelle : plus d'un Français sur quatre (77 %) a une attitude de défiance vis-à-vis de la vaccination.

Alors, répétons-le encore et encore : non, la vaccination n'est pas efficace à 100 %. Non, les vaccins ne causent pas de maladies graves, de cancers, de diabète, ni la mort subite du nourrisson. Non, le vaccin dit ROR (rougeole-oreillons-rubéole) n'augmente pas le risque d'autisme. Non, le vaccin contre l'hépatite B n'est pas un facteur de risque de sclérose en plaques. Non, une alimentation saine, l'homéopathie ou le lait maternel ne remplace pas la vaccination. Non, les vaccins n'épuisent et ne surchargent pas le système immunitaire. Non, les sels d'aluminium contenus dans certains vaccins ne sont pas toxiques. Non, les maladies infectieuses n'étaient pas en train de disparaître avant l'arrivée des vaccins. Et non, le vaccin à ARN messager ne modifie pas le code génétique. Et je m'arrête là car la liste est déjà trop longue.

La médecine est une discipline à la fois artistique et scientifique fondée sur la recherche ; elle n'est pas une croyance basée sur des idées reçues et des opinions. Les vaccins sont strictement encadrés, aussi bien dans leur fabrication et leur développement que dans leur application. Bien sûr qu'ils comportent des effets secondaires, le plus souvent légers et temporaires, mais ils sont une réaction normale de l'organisme. Ni plus ni moins. Leur efficacité dépend de l'âge et de l'état de santé du patient vacciné, et du degré de parenté entre les souches du virus qui circulent dans son organisme et celles contenues par le vaccin.

Soyez donc à jour pour vos vaccins comme pour ceux de vos enfants.

Et si vous ne l'avez pas déjà fait, inscrivez-vous sur *vaccins.net* qui vous permettra d'être à jour dans votre parcours vaccinal.

Des vaccins sont obligatoires, d'autres facultatifs, vous les trouverez sur *service-public.fr* ; mais dans tous les cas, se faire vacciner est un enjeu de santé publique ; un geste de protection à la fois individuelle et collective.

Variant

Le mot est aujourd'hui synonyme de psychose.

Pourtant, un variant, qui est une nouvelle souche d'un virus, est un phénomène parfaitement connu et observé dans la vie d'un agent pathogène. En passant d'un organisme à d'autres, un virus subit des modifications génétiques lui permettant de s'adapter aux personnes qu'il contamine. En d'autres termes il mute, et c'est cette mutation qui engendre l'apparition du ou des variants. L'essence des virus est de muter et de se reproduire, et ce avec peu ou pas de conséquences ; en cela le SARS-CoV-2 n'est pas une exception.

De plus, prétendre que celui-ci serait nécessairement renforcé par sa mutation est non seulement faux mais aussi anxiogène.

Les mutations du virus sont scrupuleusement surveillées et analysées par ce que l'on appelle le séquençage. Le séquençage du génome du virus permet de détecter les différents variants du SARS-CoV-2 et de suivre l'évolution de son patrimoine génétique.

Si le virus mute de telle façon (« selon l'endroit où les mutations sont situées dans le matériel génétique, et selon la manière dont ces mutations affectent la forme ou les propriétés du virus » précise le ministère de l'Enseignement supérieur, de la Recherche et de l'Innovation) qu'il devient différent de celui contre lequel le vaccin est dirigé, ses mutations peuvent avoir des incidences sur l'efficacité des vaccins.

C'est pourquoi il est nécessaire de surveiller les différents variants, et c'est d'ailleurs pour cela que l'OMS distingue les variants dits préoccupants et ceux dits à suivre. Dans le premier cas, nous dit Santé Publique France, cela implique une surveillance et des mesures spécifiques à mettre en place au niveau national ; dans le second, « un suivi national et international renforcé ainsi que des analyses virologiques spécifiques permettant d'évaluer leurs caractéristiques virologiques, cliniques et épidémiologiques ». C'est ainsi que le variant dit britannique a été déclaré comme ayant une capacité de transmission plus élevée, mais pas plus pathogène. Mais en l'état actuel de la recherche et des connaissances, l'efficacité des vaccins n'est pas remise en cause s'agissant des variants connus.

Et peut-être que les variants représentent même une sortie de crise, avec un virus s'affaiblissant au fur et à mesure du temps pour finir par devenir bénin et endémique pour que nous puissions vivre avec lui.

Virus

C'est un agent infectieux composé d'un matériel génétique sous la forme d'ADN ou d'ARN et d'une couche protéique, qui pour se reproduire, a besoin d'une cellule. Par conséquent, pour vivre et se développer, un virus a besoin d'un hôte, sinon il ne vit pas.

Découverts, définis et analysés entre la fin du XIXe siècle et le premier tiers du XXe siècle, il existe des milliards de virus sur terre. Consubstantiels à la nature, ils ne sont aujourd'hui « que » 129 à être impliqués dans des maladies humaines ; parmi celles-ci, certaines sont plus ou moins graves, et pourtant toujours contagieuses.

Comme je vous l'expliquais s'agissant des variants, l'objectif naturel du virus est de se reproduire. Mais en se reproduisant, il commet des erreurs et celles-ci sont appelées des mutations. La génétique du virus qui a muté n'est donc plus la même que l'originelle avant qu'il se reproduise. La plupart du temps, ces mutations sont dites neutres, d'autres sont nommées délétères dans le sens où elles corrompent la capacité de survie du virus. Et enfin, dernière catégorie, les mutations augmentent la capacité du virus, et ce dernier est soit plus contagieux (comme les variants du SARS-CoV-2), soit plus virulent, soit il résiste mieux au traitement reçu par l'hôte.

Les virus sont classés en fonction de la nature du génome (ADN ou ARN) et selon celui-ci on distingue par exemple le VIH, celui de la grippe, de l'hépatite C, de Ebola, de la rougeole ou encore le SARS-CoV-2 pour les virus à ARN ; celui de l'herpès, de la varicelle, de la variole, de l'hépatite B ou encore le papillomavirus pour les virus à ADN.

En général, le phénomène dit de barrière d'espèces s'applique, c'est-à-dire qu'un virus des animaux ne touche pas les plantes, ou qu'un virus des plantes n'infecte pas les hommes. Mais il y a des exceptions, comme le virus de la rage, de la dengue ou potentiellement de la Covid-19. Le virus peut pénétrer dans notre organisme par différentes portes : les muqueuses, la peau, les voies respiratoires, digestives, sexuelles. Une fois entré, il agit sur notre système immunitaire qui va réagir d'abord en déclenchant une réaction inflammatoire, puis en produisant des anticorps et des cellules lymphocytaires (T et B) pour empêcher le virus de se développer. En réagissant ainsi, le système immunitaire peut produire une réponse qui est immédiate ; la reproduction est stoppée et dans le meilleur des cas cela peut suffire à guérir en éliminant le virus. Et si l'organisme a survécu à la première infection, il sera durablement protégé contre une nouvelle attaque du même virus.

Certains virus échappent à une réponse du système immunitaire et provoquent des maladies virales chroniques comme l'herpès. D'autres comme le VIH, s'attaquent aux cellules du système immunitaire et les détruisent.

Prévenir les virus est possible. L'hygiène, les gestes barrières (lavage des mains, port du masque, du préservatif) et la vaccination démontrent chaque jour qu'il est possible d'agir en prévention, et de manière efficace.

Curieusement, il semble que nous soyons toujours en attente du virus qui va nous décimer, comme si un jour la fatalité allait s'abattre sur nous et l'un d'entre eux ou son variant associé allait nous faire disparaître de la surface de la terre. Chaque année d'ailleurs, cette psychose virale est à l'honneur lorsque nous entrons dans la saison de la grippe. Encore une fois, cessons de délirer et retrouvons la raison. La vie n'est pas un scénario de film catastrophe écrit à l'avance. Sachez d'ailleurs qu'exception faite des 129 virus, nous vivons avec 3 600 espèces de virus recensées par la communauté scientifique. Et une écrasante majorité d'entre elles nous protège.

Vitamine D

Particulièrement mise à l'honneur avec cette crise sanitaire, la vitamine D est apparue comme la vitamine miracle. Mais désolé de vous décevoir, elle ne l'est pas. Cependant, nous savons depuis longtemps qu'elle renforce le système immunitaire, protège le tissu osseux, le fonctionnement des neurones, améliore la force musculaire et qu'elle pourrait significativement réduire les risques de cancers, de maladies cardiovasculaires ou d'ostéoporose. Aussi celles et ceux qui en manquent sont souvent en moins bonne santé ; et il semble que nous soyons en carence en France, particulièrement les personnes âgées. D'ailleurs, la Covid-19 a montré qu'il existait un lien de corrélation (donc pas de cause) entre les patients gravement atteints et le manque de vitamine D. Alors comment faire le plein de vitamine D ?

Le soleil bien sûr. Sous l'effet des rayons ultraviolets, la peau synthétise la vitamine D. Également, certains aliments comme les poissons gras, les œufs ou encore le fromage ont des apports importants en vitamine D. Enfin il est possible d'être supplémenté en vitamine D sous forme de doses uniques annuelles ou de gouttes à prendre quotidiennement, mais cela est recommandé pour les nourrissons, les enfants, les femmes enceintes, les personnes à peaux foncées, les personnes obèses, les personnes âgées ou encore celles souffrant de maladies osseuses. Pour les autres, et dans tous les cas d'ailleurs, seule une prescription médicale peut vous permettre d'accéder à cet apport supplémentaire.

Le dosage en vitamine D n'est recommandé par la haute autorité de santé que dans certains cas particuliers de rachitisme, de maladies osseuses, de post-chirurgie rénale (transplantation) ou en cas de chirurgie bariatrique.

Xénophobie et lien social

La xénophobie, ou la peur de l'autre, est un pessimisme et il tue.

Là aussi, il semble que la crise de la Covid-19 a révélé un sentiment xénophobe plus ou moins inédit, consistant à avoir peur de tout ce qui est étranger à soi. D'abord les Chinois (avec d'ailleurs quelques relents racistes), puis les enfants (dont on s'écartait), les soignants (que l'on dénonçait ou molestait), et maintenant celles et ceux qui ne sont pas vaccinés.

Contrairement à ce que nous souhaitions voir advenir en termes de lien social et de solidarité, la distance, la méfiance, la défiance et l'exclusion se sont petit à petit imposées et gangrènent désormais le regard, le cœur et l'esprit de certains d'entre nous.

Le médecin que je suis a pour devoir de promouvoir les valeurs humanistes, solidaires et universelles qui sont le fondement de la médecine. Mais que deviennent-elles lorsque la médecine est utilisée à des fins politiques ? Lorsque sous couvert de médecine, l'on décrète que celui-ci est un bon et celui-là un mauvais citoyen ?

Le réflexe de fermeture des frontières, comme encore récemment avec le variant sud-africain omicron, est non seulement inefficace pour contrer la diffusion, dramatique sur le plan économique mais renforce en plus discrimination et peur de l'étranger. À croire que nous n'avons rien appris de ces derniers mois.

Y'a de l'espoir

On attribue à Voltaire cette citation pourtant apocryphe : « J'ai décidé d'être heureux parce que c'est bon pour la santé. » Eh bien, c'est exactement ce que je pense. Non pas que la santé soit la fin ultime de toute existence humaine, mais bien parce qu'il faut impérativement savoir se réjouir de tout ce qui peut contribuer à une vie meilleure.

Alors oui, y'a de l'espoir et y'a de quoi se réjouir.

Parce que l'optimisme, précisément, est un facteur d'allongement de la durée de vie, parce qu'il augmente notre résistance physique, notre capacité à gérer notre stress, parce qu'il participe à notre bien-être mental, parce qu'il protège de la dépression, parce qu'il joue un rôle important dans la guérison.

Et puis aussi, parce qu'un vaccin existe, parce que l'on sait traiter précocement les patients fragiles et les personnes âgées, parce que le politique a peut-être compris qu'il devait s'affranchir du monde scientifique, parce que ce même monde politique est en train de comprendre qu'il doit opérer une profonde réforme du système de santé hospitalier, parce que l'on sait et l'on peut agir en prévention des 30 affections de longue durée.

Parce qu'au travers de ce livre, vous avez compris que la prévention est l'enjeu majeur des années à venir ; parce que votre santé dépend beaucoup de vous.

Table des matières

IMPRIM'VERT®

Achevé d'imprimer par CPI,
en janvier 2022
N° d'imprimeur : 167974

Dépôt légal : février 2022

Imprimé en France